海船船员合格证培训考试指南

精 通 急 救

主 编 陈 兵
副主编 李 琳

U0309612

大连海事大学出版社

图书在版编目(CIP)数据

精通急救／陈兵主编 . — 大连：大连海事大学出版社，2015.11
(海船船员合格证培训考试指南)
ISBN 978-7-5632-3248-2

Ⅰ.①精…　Ⅱ.①陈…　Ⅲ.①船员—急救—资格考试—教材　Ⅳ.①R83

中国版本图书馆 CIP 数据核字(2015)第 260409 号

大连海事大学出版社出版

地址：大连市凌海路1号　邮编：116026　电话：0411-84728394　传真：0411-84727996
http://www.dmupress.com　E-mail：cbs@dmupress.com

大连住友彩色印刷有限公司印装　　　　大连海事大学出版社发行

2015 年 11 月第 1 版　　　　　　　　2015 年 11 月第 1 次印刷
幅面尺寸：185 mm×260 mm　　　　　　印张：10.25
字数：254 千　　　　　　　　　　　　印数：1～1500 册

出版人：徐华东

责任编辑：张　华　　　　　　　　　　责任校对：杨玮璐
封面设计：王　艳　　　　　　　　　　版式设计：解瑶瑶

ISBN 978-7-5632-3248-2　　定价：26.00 元

内容提要

　　本书为海船船员合格证培训"精通急救"的考试参考书,主要内容有:人体解剖生理学,伤病员的病史采集和体格检查,基本护理,船舶药品、器械管理,消毒与灭菌,外来援助,生命急救的基本技术,常见急症的现场急救,创伤,环境及理化因素损伤,船载有毒货物中毒等内容。本书紧密围绕中华人民共和国交通运输部海事局《中华人民共和国海船船员培训合格证考试大纲》,总结了每一章节的主要知识点,并在每一章节后附有测试题和参考答案,便于参加合格证培训的学员学习使用,本书也可供相关教学人员教学参考。

前　言

为了更好地履行《1978 年海员培训、发证和值班标准国际公约（STCW 公约）马尼拉修正案》（以下简称《STCW 公约马尼拉修正案》），中华人民共和国交通运输部海事局颁布了《中华人民共和国海船船员培训合格证书签发管理办法》、《中华人民共和国海船船员培训合格证考试大纲》（以下简称《考试大纲》）和《中华人民共和国海船船员培训合格证评估规范》（以下简称《评估规范》）等一系列关于海船船员合格证培训的履约文件。

为了进一步做好海船船员合格证培训、考试和发证工作，提高船员培训的质量，大连海事大学航海训练与研究中心组织人员认真研究有关国际公约和国内法规的变化，认真梳理知识点，编写了这套《海船船员合格证培训考试指南》。

本套指南包括《基本安全》（Z01）、《救生艇筏和救助艇操作与管理》（Z02）、《高级消防》（Z04）、《精通急救》（Z05）四册。为了便于参加培训的学员学习，本套指南在结构上包括三个部分：第一部分为主要知识点，可供学员自学使用；第二部分为测试题，包括判断题和选择题两个部分，可供学员强化复习和自测使用；第三部分为参考答案，并对部分答案做出解析。本套指南可满足培训学员学习和考试的需要，也可供相关人员教学参考。

本套指南在编写过程中遵照《STCW 公约马尼拉修正案》的相关要求和交通运输部海事局的相关规定，在结构上保留了 2009 年出版的《海船船员专业培训考试指南》的基本框架，在内容上满足《考试大纲》、《评估规范》的要求，力求概念清楚、理论正确、重点突出。本套指南主要突出以下几个特点：

1. 原创性：编写以大连海事大学航海训练与研究中心原《海船船员专业培训考试指南》为基础，尽可能保留原题，修改知识陈旧题，增加新知识题。

2. 全面性：编写时力争全面覆盖交通运输部海事局《考试大纲》的知识点。

3. 章节对应性：本套指南试题的章节划分与大连海事大学航海训练与研究中心编写的教材章节相对应，方便学生课后同步复习。

4. 严谨性：对原题目进行了认真的整理修改，注意试题题干的严谨性，选项的合理性、科学性和答案的确定性。

5. 指导性：知识点简单、实用，并对重点测试题答案进行了解析，能够满足教学人员教学参考和培训学员自学、复习的需要，对教学人员和培训学员具有真正的指导意义。

本套指南中：

《基本安全》由戚发勇、王岩主编。其中"个人安全与社会责任"部分由戚发勇编写，"个人求生技能"部分由王岩编写，"防火与灭火"部分由谷春国编写，"基本急救"部分由倪成丽编写。李振宝参与"个人求生技能"部分编写工作，崔建峰参与"防火与灭火"部分编写工作。

《救生艇筏和救助艇操作与管理》由单浩明、曹铮主编，李博参与本书编写工作。

《高级消防》由陈永盛、刘彦东主编，戴树龙参与本书编写工作。

《精通急救》由陈兵主编。

本套指南由刘书平主审。

本套指南是在总结近几年大连海事大学航海训练与研究中心教学人员合格证培训教学经验的基础上编写的，但由于时间关系和编写人员水平有限，还有不尽完善的地方，恳请读者提出宝贵意见，以便修订。

谨向在本套指南的编写和出版过程中给予大力支持和帮助的各位领导、同事表示真诚的谢意。

编　者

2015 年 6 月

目　录

第一章　人体解剖生理学

第一节　绪论

主要知识点

组成人体的基本单位是细胞,大量的细胞构成组织,各种组织组成器官。人体器官按功能分成九大系统:

运动系统是人体的动力系统,执行人体的各种运动功能。

消化系统具有消化食物、吸收营养和排除代谢产物的功能。

呼吸系统维持人体的呼吸功能,吸进氧气排出二氧化碳。

泌尿系统主要功能为以尿的形式排出体内溶于水的代谢产物,如尿素、尿酸等。

生殖系统主要执行性生活和生殖繁衍后代的功能。

脉管系统运送血液和淋巴在体内的流动,包括心血管系统和淋巴系统。

神经系统指挥和协调人体各器官和系统的活动。

内分泌系统配合神经系统调控各器官和系统的活动。

感觉器是感受机体内、外环境变化和刺激并产生兴奋的装置。

有生命的机体都有三个基本生理特征:新陈代谢、兴奋性和生殖。

第二节　细胞和基本组织

主要知识点

组成人体的最小单位是细胞。细胞是人体形态结构、生理功能和生长发育的基本单位。

形态结构相似、功能相近的细胞和细胞间质构成一个细胞群体,称为组织,人体的组织有上皮组织、结缔组织、肌肉组织和神经组织等四大类。

几种不同的组织构成具有一定形态、能完成一定功能的结构叫器官,许多能共同完成某一方面功能的器官组成系统。人体有运动、呼吸、消化、脉管、泌尿、生殖、神经、内分泌和感觉器等九大系统。呼吸系统、消化系统、泌尿系统、生殖系统的大部分器官位于胸腔、腹腔和盆腔内,并借孔道和外界相通,总称为内脏。

人体各器官、系统在神经系统和内分泌系统的调节下,形成一个完整的、统一的整体。

测试题

一、判断题

001. 人体的组织有上皮组织、骨骼组织、肌肉组织和神经组织四大类。
    A. 对
    B. 错

002. 人体有八大系统。
    A. 对
    B. 错

003. 人体各器官、系统只在神经系统的调节下,形成一个完整的、统一的整体。
    A. 对
    B. 错

004. 人体可分头、颈、躯干和四肢四部分。
    A. 对
    B. 错

005. 细胞是人体形态结构、生理功能和生长发育的基本单位。
    A. 对
    B. 错

二、单选题

001. 学习精通急救的主要目的是_____。
    A. 通过考试拿证
    B. 意外事故时自救与互救
    C. 培养专业急救人员

002. 精通急救要求必须掌握的急救技术是_____。
    A. 胸外按压和口对口人工呼吸
    B. 小手术
    C. 骨折复位

003. 组成人体的最小单位是_____。
    A. 细胞
    B. 系统
    C. 器官

004. 许多形态结构相似、功能相近的细胞和细胞间质构成一个细胞群体称为_____。
    A. 系统
    B. 器官
    C. 组织

005. 人体的组织有四大类,不包括_____。
    A. 上皮组织
    B. 肌肉组织
    C. 骨组织

参考答案

一、判断题

001. B。人体的组织有上皮组织、结缔组织、肌肉组织和神经组织四大类,而没有骨骼组织。

002. B。人体由运动、呼吸、消化、脉管、泌尿、生殖、神经、内分泌和感觉器等九大系统组成。

003. B。人体各器官、系统在神经系统和内分泌系统的调节下,形成一个完整的、统一的整体。

004. A。

005. A。

二、单选题

001. B。学习精通急救的目的是意外事故时自救与互救,因为海上缺医少药。

002. A。精通急救要求必须掌握的急救技术是胸外按压和口对口人工呼吸,其他两项皆为专业的技能操作,为专业人员所为。

003. A。细胞构成组织,组织构成器官,器官构成系统,系统构成人体。所以组成人体的最小单位是细胞。

004. C。形态结构相似、功能相近的细胞和细胞间质构成一个细胞群体称为组织。

005. C。人体的组织有上皮组织、结缔组织、肌肉组织和神经组织四大类。

第三节　运动系统

主要知识点

一、运动系统组成及功能

运动系统由骨、骨连接和骨骼肌三部分组成,具有运动、支持及保护内脏器官等功能。骨骼肌收缩与舒张,牵引骨骼产生运动。在运动过程中,骨起杠杆作用,骨连接是运动的枢纽,骨骼肌是运动的动力。

二、骨骼

成人全身有骨206块,按部位不同分为颅骨、躯干骨及四肢骨,按外形不同分为长骨、短骨、扁骨和不规则骨。

颅骨23块,其中脑颅由8块颅骨构成,它们共同围成颅腔,具有支持、保护脑等功能。

躯干骨包括椎骨、肋骨、胸骨,这些骨相互连接构成脊柱和胸廓。

脊柱由26块椎骨(颈椎7块,胸椎12块,腰椎5块,骶骨1块,尾骨1块)组合而成。第7颈椎的棘突特长,常作为计数棘突的标志。脊柱具有支持体重、传递重力、缓冲震荡、保护脊髓和内脏器官及运动等功能。脊柱侧面观有四个生理弯曲,颈屈、腰屈凸向前,胸屈、骶屈凸向后。这些弯曲增强了脊柱的弹性,在行走和跳跃时可起到缓冲的作用,从而减轻对脑和内脏器官的冲击和震荡,并有利于维持身体的平衡。脊柱可做前屈、后伸、侧屈和旋转等运动。运动幅度最大的部位是下颈部和腰部,故脊柱外伤时多见于这两个部位。

胸廓由12块胸椎、12对肋骨和1块胸骨连接而成,具有支持、保护胸腹腔脏器和参与呼吸运动等功能。

胸骨位于胸前壁的正中,胸骨体的中下三分之一交界处是体外心脏按压的位置。

肋骨共12对。

四肢骨包括上肢骨和下肢骨。

上肢骨包括锁骨、肩胛骨、肱骨、桡骨、尺骨、手骨。

锁骨横架在胸廓两侧的前上方,内侧与胸骨相连,外侧与肩胛骨相连。

桡骨位于前臂外侧。尺骨位于前臂内侧。

下肢骨包括髋骨、股骨、髌骨、胫骨、腓骨、足骨。

股骨是人体最粗大的长骨。股骨颈以下为股骨体,在颈体交界处有两个隆起,外上方的称大转子,是重要的体表标志。股骨下端与胫骨、髌骨相连构成膝关节。膝关节是人体最大、最复杂的关节。关节囊内有前、后交叉韧带和内、外侧半月板,可做屈、伸运动和轻度环转运动。

三、骨连接

骨与骨之间借助于结缔组织、软骨或骨组织相互地连接,形成骨连接。

肩关节是人体最灵活的关节,而且运动幅度大,可做屈、伸、内收、外展、旋内、旋外和环转运动。

四、骨骼肌

全身骨骼肌共600多块,由头、颈、躯干、四肢肌构成,是运动系统的动力部分,每一块肌肉都有丰富的血液供应和神经支配,若其血液供应阻断或支配其的神经损伤,可分别引起肌坏死或瘫痪。

肌肉分为随意肌和非随意肌,随意肌是受大脑控制的,如骨骼肌。非随意肌也称平滑肌,是不受大脑控制的,分布在胃、肠、心脏、血管及身体的其他内脏器官内。

测试题

一、判断题

001. 脊柱是由24块椎骨、1块骶骨和尾骨组成。

　　A. 对

　　B. 错

002. 胸骨位于胸前壁的正中。

　　A. 对

　　B. 错

003. 胸骨体的中上三分之一交界处是体外心脏按压的位置。

　　A. 对

　　B. 错

004. 肱骨位于前臂。

　　A. 对

　　B. 错

005.桡骨位于前臂内侧。

　　A.对

　　B.错

006.股骨是人体最粗大的长骨。

　　A.对

　　B.错

007.股骨下端与胫骨、髌骨相连构成膝关节。

　　A.对

　　B.错

008.胫骨位于小腿的外侧,腓骨位于小腿的内侧。

　　A.对

　　B.错

009.胸廓由 12 块胸椎、12 对肋骨和 1 块胸骨构成。

　　A.对

　　B.错

二、单选题

001.人体总共有骨头_____块。

　　A.206

　　B.201

　　C.190

002.脊柱总共由_____个椎骨构成。

　　A.23

　　B.24

　　C.25

003._____椎骨是由多个骨头融合而成的。

　　A.颈椎

　　B.胸椎

　　C.骶骨

004. 下图中_____称胸骨角,两侧平对第 2 肋,是计数肋的重要标志。

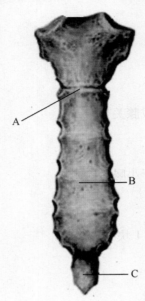

005. 下图中_____为尺骨。

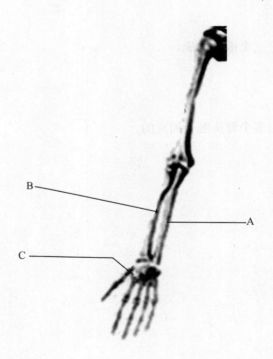

006.下图中_____为胫骨。

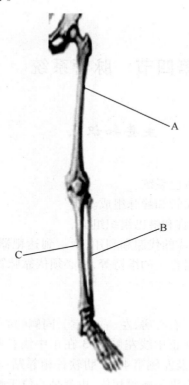

参考答案

一、判断题

001. A。

002. A。胸骨位于胸前壁的正中,自上而下依次由胸骨柄、胸骨体、剑突组成。

003. B。胸骨体的中下三分之一交界处是体外心脏按压的位置,而不是中上三分之一交界处。

004. B。肱骨位于上臂,而不是前臂。

005. B。桡骨位于前臂外侧,尺骨位于前臂内侧。

006. A。股骨是人体最粗大的长骨。上段的股骨头与髋臼构成髋关节。股骨头外下方较细部位称股骨颈,此处易发生骨折,尤其老年人。

007. A。股骨下端与胫骨、髌骨相连构成膝关节。膝关节是人体最大、最复杂的关节。

008. B。胫骨位于小腿的内侧,腓骨位于小腿的外侧。

009. A。

二、单选题

001. A。

002. B。

003. C。

004. A。

005. A。
006. C。

第四节 脉管系统

主要知识点

一、脉管系统的组成及功能

脉管系统包括心血管系统和淋巴系统。

心血管系统由心、动脉、毛细血管和静脉组成。

淋巴系统由淋巴管道、淋巴器官和淋巴组织组成。

在人体生命活动的过程中，物质的代谢和利用，激素到达靶器官和靶细胞发挥其作用，代谢产物到达排泄器官及内环境相对稳定的维持等，都必须依靠脉管系统的运输得以实现。

二、心血管系统的组成

（一）心脏

心是中空的肌性器官，分为左、右心房，左、右心室。同侧的心房和心室是相通的。心位于胸骨后、胸腔的中纵隔内，约 2/3 在正中线左侧，1/3 在正中线右侧。心前面大部分被肺和胸膜遮盖，只有小部分与胸骨体下部及左侧第 4～6 肋软骨相邻贴；心后方与食管及胸主动脉相邻；下方与膈的中心膜邻贴；两侧与纵隔胸膜相依，也就是心位于胸骨后稍偏左。

（二）静脉

静脉是引导血液回流到心房的血管。静脉管壁薄，位置表浅，临床输液常选的是静脉。

（三）动脉

动脉是由心室发出的血管，多对称分布，一般行走于躯干和四肢的屈侧等较安全的部位。

（四）毛细血管

毛细血管是极微细的血管，连接于动脉、静脉之间，相互连接呈网状。

（五）血液循环途径

血液循环根据循环途径的不同可分为体循环和肺循环。两种循环同时进行。

1. 体循环（大循环）

当心室收缩时，血液由左心室射入主动脉，经主动脉及其各级动脉分支流向毛细血管进行物质交换，再经各级静脉回流，最后返回右心房。血液由动脉血变成静脉血。体循环的主要特点是路径长、流经范围广，以动脉血滋养全身各部，而将代谢产物运回心脏。

2. 肺循环（小循环）

血液由右心室射出，经肺动脉干及其分支到达肺泡毛细血管，进行气体交换，再经肺静脉返回左心房。肺循环的特点是流程短、血液由静脉血变成动脉血。

三、淋巴系统系统的组成

淋巴系统由淋巴管道、淋巴组织和淋巴器官组成，淋巴管道和淋巴结的淋巴窦内含有淋巴液，简称淋巴。淋巴系统是心血管系统的辅助系统，协助静脉引流组织液。此外，淋巴器官和淋巴组织具有产生淋巴细胞、过滤淋巴液和进行免疫应答的功能。

（一）淋巴管道

淋巴管道可分为毛细淋巴管、淋巴管、淋巴干和淋巴导管。淋巴导管最后注入静脉角内。毛细淋巴管彼此吻合成网,逐渐汇合成愈来愈大的淋巴管。

（二）淋巴组织

淋巴组织分为弥散淋巴组织和淋巴小结两类。除淋巴器官外,消化、呼吸、泌尿和生殖管道以及皮肤等处含有丰富的淋巴组织,起着防御屏障的作用。

（三）淋巴器官

淋巴器官包括淋巴结、胸腺、脾和扁桃体。

1. 淋巴结

淋巴结为大小不一的圆形或椭圆形灰红色小体,数目较多。青年人有淋巴结 400～450 个。淋巴结的主要功能是滤过淋巴、产生淋巴细胞和进行免疫应答。

2. 脾

脾是人体最大的淋巴器官,具有储血、造血、清除衰老红细胞和进行免疫应答的功能。脾位于左季肋部,胃底与膈之间。

3. 扁桃体

扁桃体在口腔上壁后部两侧,能产生淋巴细胞,具有防御功能。

四、血液

血液流动于心血管系统内,是体液的重要组成部分。血液具有物质运输、功能调节和防御等功能,对体内各器官、系统活动和人体健康十分重要。

血液由血浆和血细胞构成。

血浆相当于细胞间质。

血细胞分红细胞、白细胞和血小板。

血液总量占体重的 7%～8%,一般成人一次失血不超过全身血量的 10% 或低于 500 mL,没有明显症状出现,机体可以很快的补充而恢复正常。因此,一个健康人一次献血 200～400 mL,对人体不会有任何损害。若一次失血达到了总血量的 20%,机体代偿功能将不足,如果失血量达总血量的 30% 以上时,就会危及生命。

（一）血浆蛋白

血浆蛋白可分为白蛋白、球蛋白和纤维蛋白原等几种成分。其主要功能是形成血浆胶体渗透压、免疫作用、凝血作用和运输其他物质的作用。

（二）非蛋白氮

血中蛋白质以外的含氮物质,总称非蛋白氮,主要是尿素,此外还有尿酸、肌酐、氨基酸、多肽、氨和胆红素等。

（三）不含氮有机物

血浆中所含的糖类主要是葡萄糖,简称血糖。血糖过高称高血糖,或过低称低血糖,都会导致机体功能障碍。血浆中所含脂肪类物质,统称血脂。

（四）无机盐

血浆中的无机物,绝大部分以离子状态存在。阳离子中以 Na^+ 浓度最高,还有 K^+、Ca^{2+} 和 Mg^{2+} 等,阴离子中以 Cl^- 最多,HCO_3^- 次之,还有 $H_2PO_4^{2-}$ 和 $S_2O_4^{2-}$ 等。各种离子都有其特殊的生理功能。

（五）血细胞的生理功能

1. 红细胞

红细胞寿命为 40～200 天，平均为 120 天。红细胞的数量过少或血红蛋白的含量过少，称之为贫血。

红细胞的主要功能是运输 O_2 和 CO_2。

2. 白细胞

正常人白细胞计数在 $4\times10^9/L$～$10\times10^9/L$ 范围内。白细胞的寿命有的不到一天，有的可以存活几年。它通过吞噬和产生抗体等方式来抵御和消灭入侵的病原微生物。

3. 血小板

健康成人，血小板数为 $100\times10^9/L$～$300\times10^9/L$。

血小板的功能：①促进止血和加速凝血；②营养和支持作用，具有维护毛细血管壁完整性的功能。

测试题

一、判断题

001. 红细胞的数量过少，或血红蛋白的含量过少，称为贫血。

    A. 对

    B. 错

002. 肱动脉在肱二头肌腱内侧，可触及其搏动，是测量血压的标志性血管。

    A. 对

    B. 错

003. 血液循环途径是血液由心脏射出，经静脉、毛细血管、动脉再回到心脏，如此循环不止。

    A. 对

    B. 错

二、单选题

001. 红细胞的主要功能是_____。

    ①在酸碱平衡中起一定的缓冲作用；②运输氧气、二氧化碳。

    A. ①

    B. ②

    C. ①②

002. 自心室发出的血管称为_____。

    A. 动脉

    B. 静脉

    C. 毛细血管

003. 肺循环血液自_____射出，经肺动脉及其各级分支，再经肺泡壁毛细血管网，最后经肺静脉回流到左心房。

    A. 右心室

    B. 左心房

C. 右心房

004. 血液由液体成分血浆和有形成分_____两部分组成。

A. 血细胞

B. 血小板

C. 红细胞

005. _____负责将血液泵向全身。

A. 左心室

B. 左心房

C. 右心室

006. _____不属于淋巴器官和组织的功能。

A. 免疫应答功能

B. 过滤淋巴细胞

C. 产生红细胞

007. _____描述符合动脉的特点。

A. 管壁较厚,膜弹性纤维丰富,有较大的弹性

B. 管壁薄,管腔大,弹性小,容血量较大

C. 数量多,管壁薄,通适透性大,管内血流缓慢

008. 心脏位于_____,稍微偏左。

A. 胸腔内、胸骨后

B. 腹腔

C. 胸腔内、胸骨后、两肺之间

009. 体循环血液自_____射出经主动脉及其各级分支流向全身毛细血管网,然后流经小静脉、大静脉,汇集成上、下腔静脉,最后回流到右心房。

A. 左心室

B. 左心房

C. 右心室

010. 正常成人血液总量约为_____ mL。

A. 5 000

B. 8 000

C. 10 000

011. 引导血液回流到心房的血管是_____。

A. 淋巴管

B. 动脉

C. 静脉

012. 体循环动脉内流动的血液含氧量和营养物质_____。

A. 少

B. 多

C. 不确定

013. 下图中_____为二尖瓣。

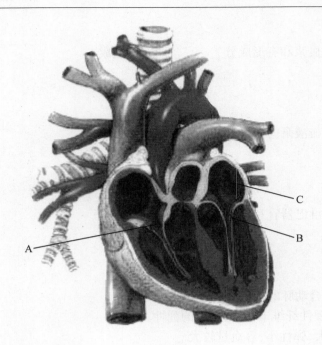

014. 下图中_____为三尖瓣。

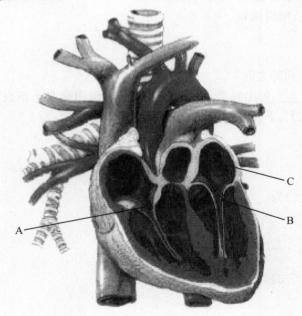

参考答案

一、判断题

001. A。

002. A。

003. A。

二、单选题

001. B。

002. A。

003. A。

004. A。

005. A。

006. C。

007. A。

008. C。

009. A。

010. A。

011. C。

012. B。

013. B。

014. A。

第五节　消化系统

主要知识点

消化系统由消化管和消化腺两部分组成。

消化管包括口腔、咽、食管、胃、小肠(十二指肠、空肠、回肠)、大肠(盲肠、阑尾、结肠、直肠、肛管)。临床常把从口腔到十二指肠的这一段称为上消化道;空肠以下的部分称为下消化道。消化分解部分在小肠中被吸收。大肠主要吸收水分。

肝脏是人体最大的消化腺,主要分泌的消化液叫胆汁。肝是碳水化合物、蛋白质、脂肪三大代谢的枢纽。胰腺是仅次于肝的大腺体,它分泌胰液。

1. 口腔

口腔是消化管的起始部,口腔内有恒牙 32 颗。

2. 咽

咽位于鼻腔、口腔的后方。喉咽部富有淋巴组织,包括增殖体和扁桃体,起着保卫作用。

3. 食管

食管是一前后扁长的肌性管道,是消化管最狭窄的部分。

4. 胃

胃是消化管最膨大的部分。胃与食管连接处的入口称贲门,下端与十二指肠连接处的出口称幽门。食糜由胃排入十二指肠的过程称为胃排空。

5. 小肠

小肠是消化管最长的一段,上端起自胃的幽门,下端与盲肠相连,分为十二指肠、空肠和回肠三部分。小肠内消化是消化过程中最重要的阶段。

6. 大肠

大肠是消化管的末段,上与回肠相连,止于肛门,包括盲肠、阑尾、升结肠、横结肠、降结肠、乙状结肠和直肠。

7. 胰

胰呈长条形,位于胃的后方,横于腹后壁,分头、体、尾三部。成人每日分泌 1~2 L 胰液。胰液由无机物和有机物组成。

此外,腺泡之间有散在的细胞团,称胰岛,能分泌胰岛素。

8. 肝

肝是人体最大的消化腺,是碳水化合物、蛋白质、脂肪三大代谢的枢纽。胆汁是由肝细胞不断生成的具有苦味的有色液汁,对脂肪的消化和吸收具有重要作用,并能促进脂溶性维生素(维生素 A、D、E、K)的吸收。

9. 腹膜

腹膜是衬覆于腹壁、盆壁内表面及腹腔、盆腔脏器表面的浆膜,薄而光滑,可润湿脏器表面,保护脏器和减少脏器之间的摩擦。此外,腹膜还有吸收功能和对脏器的支持固定作用。

测试题

一、判断题

001. 消化系统由消化管和消化腺两部分组成。
   A. 对
   B. 错

002. 消化管指的是食管、胃、小肠、大肠。
   A. 对
   B. 错

003. 消化分解部分在大肠中被吸收。
   A. 对
   B. 错

004. 空肠以下的消化道称为上消化道。
   A. 对
   B. 错

005. 消化腺包括大唾液腺、肝、胰。
   A. 对
   B. 错

006. 消化系统功能是指消化食物、吸收其中的营养物质,并将食物残渣排出体外,此外没有其他功能。

    A. 对

    B. 错

007. 大肠主要吸收水分,故食物残渣在大肠中停留时间越长就越容易形成便秘。

    A. 对

    B. 错

008. 肝是人体最大的消化腺,主要分泌的消化液叫胆汁。

    A. 对

    B. 错

009. 胃是碳水化合物、蛋白质、脂肪三大代谢的枢纽。

    A. 对

    B. 错

010. 胰腺也是在消化过程中起主要作用的消化腺,仅次于肝。

    A. 对

    B. 错

011. 胆囊、肝位于右季肋部。

    A. 对

    B. 错

012. 阑尾位于左髂区。

    A. 对

    B. 错

013. 胃属于内分泌系统。

    A. 对

    B. 错

014. 消化系统由食管、胃、小肠、大肠组成。

    A. 对

    B. 错

二、单选题

001. 对脾脏功能描述正确的是_____。

    A. 免疫、造血、消化

    B. 免疫、储血、消化

    C. 造血、储血、破血

002. 属于消化器官的是_____。

    A. 肺

    B. 心

    C. 肝

003. _____不属于腹部体表分区法。

    A. 四分法

    B. 九分法

C.五分法

004._____不属于淋巴器官。

A.脾脏

B.淋巴结

C.胰腺

005.人体最大的腺体是_____。

A.胰腺

B.胆囊

C.肝脏

006.人体消化道最长的部分是_____。

A.食管

B.小肠

C.结肠

007.脾是_____。

A.淋巴器官

B.消化器官

C.呼吸器官

008.下图中_____脏器为碳水化合物代谢枢纽。

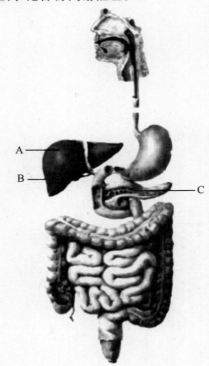

009. 下图中_____器官分泌胰淀粉酶。

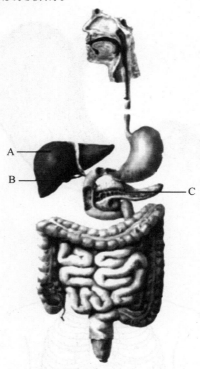

010. 下图中_____为胃的贲门。

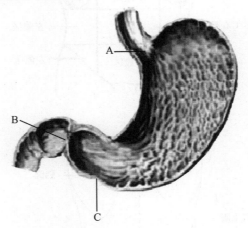

011. 下图中_____为胃的幽门。

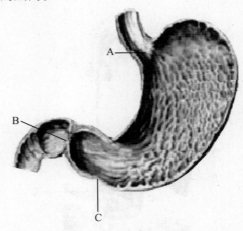

012. 腹部九分区中,肝脏位于_____。

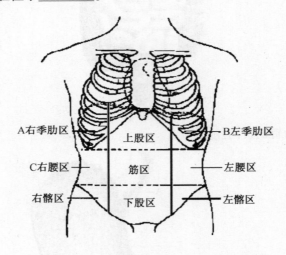

013. 腹部四分法,阑尾位于_____。

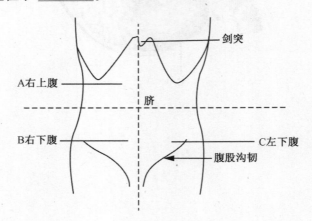

014. 下图中_____为阑尾根部的体表位置。

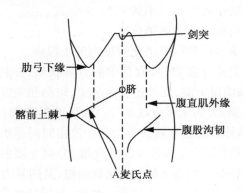

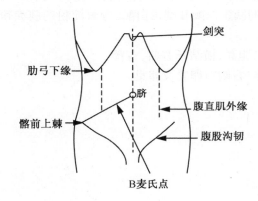

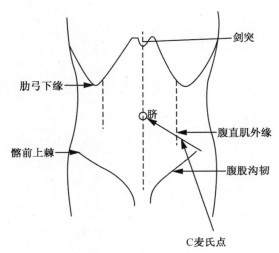

参考答案

一、判断题

001. A。消化系统由消化管和消化腺两部分组成。

002．B。消化管包括口腔、咽、食管、胃、小肠、大肠。

003．B。消化分解部分在小肠中被吸收。小肠有 5～7 m 长。

004．B。临床常把空肠以下的部分称为下消化道。

005．B。消化腺包括大唾液腺、肝、胰以及消化管壁内的小腺体。

006．B。消化系统主要功能是消化食物、吸收其中的营养物质,并将食物残渣排出体外,为机体新陈代谢提供物质和能量来源,此外还有内分泌、防御和免疫的功能。

007．A。食物残渣被排入大肠,大肠主要吸收水分。大肠的远端和直肠相连,在这里收集食物残渣并通过肛门排出体外。故食物残渣在大肠中停留时间越长就越容易形成便秘。

008．A。肝脏主要位于右季肋部,是人体最大的消化腺,分泌主要的消化液叫胆汁(带绿色或棕色的液体)。成人的肝重量约为 1 500 g,质软而脆,易因暴力而破裂出血。

009．B。肝是碳水化合物、蛋白质、脂肪三大代谢的枢纽,是维持生命的重要器官。

010．A。胰腺也是在消化过程中起主要作用的消化腺,是仅次于肝的大腺体,它分泌胰液,胰液内含有分解蛋白质的胰蛋白酶和糜蛋白酶、分解淀粉的胰淀粉酶以及分解脂肪的胰脂肪酶。

011．A。右季肋部:肝右叶、胆囊、横结肠右曲、右肾。

012．B。右髂区:盲肠、阑尾、右侧输卵管及卵巢。

013．B。

014．B。

二、单选题

001．C。

002．C。

003．C。

004．C。

005．C。

006．B。

007．A。

008．A。

009．C。

010．A。

011．B。

012．A。

013．B。

014．A。

第六节　呼吸系统

主要知识点

一、呼吸系统的基本组成及功能

呼吸系统由呼吸道和肺组成。呼吸道是传送气体的管道,肺是进行气体交换的器官。

呼吸系统的生理功能是执行机体交换。

呼吸道包括鼻、咽、喉、气管和主支气管及其分支。临床上常将鼻、咽和喉称为上呼吸道;将气管和主支气管及其分支称为下呼吸道。肺位于胸腔内,纵隔的两侧,表面有一层胸膜覆盖。在胸壁的内侧有相同的膜覆盖。两层胸膜间的空隙称胸膜腔,若胸膜受损,空气进入胸膜腔称为气胸。

1. 鼻

鼻是呼吸道直接与外界相通的器官,包括外鼻及鼻腔。

鼻旁窦是鼻腔周围颅骨内含气的空腔,它们与鼻腔相通,开口于鼻道,里面衬的黏膜与鼻腔黏膜相连,故鼻腔黏膜发炎时可蔓延到鼻旁窦,引起鼻旁窦炎。

2. 喉

喉不仅是呼吸道,也是发音器官,向上开口于喉咽部,向下与气管通连。会厌软骨位于甲状软骨的后上方,吞咽时,喉上提,会厌软骨盖住喉入口处,防止食物进入气管。

3. 气管和支气管

气管和支气管是连接喉与肺之间的管道部分,由软骨、黏膜等构成。气管和支气管的黏膜上皮均可以清除尘埃和异物,使吸入的空气保持洁净。

4. 肺

肺是气体交换的器官,位于胸腔内、纵隔的两侧,左右各一。左肺有两叶,右肺有三叶。

肺有两套血管:一套是肺循环血管系统,它由肺动脉、毛细血管网和肺静脉组成,其主要作用是进行气体交换;肺的另一套血液循环是体循环中的支气管循环分支,它供给气管、支气管以及肺的营养。

肺与外界环境间的气体交换过程称为肺通气。肺本身不能主动地扩张和缩小,它的张缩靠胸廓运动。呼吸运动就是肋间肌和膈等呼吸肌群的收缩和舒张,使胸廓扩大和缩小的运动,它是肺通气的动力。

二、胸膜和胸膜腔

胸膜为覆盖在肺表面、胸廓内面及膈上面的浆膜。它折叠形成一个潜在腔。腔内压一般低于大气压,称为胸腔负压,它可使两层胸膜紧密相贴。因此,当胸腔扩大与缩小时,肺也随之扩大与缩小。

三、纵隔

纵隔是左、右肺及纵隔胸膜间的全部器官和组织的总称。

机体的呼吸过程主要是把机体组织产生的 CO_2 及时通过血液循环运送到肺排出体外。呼吸受大脑呼吸中枢的调节,呼吸停止,生命也将死亡。

健康成人的呼吸次数每分钟16～20次,女子比男子每分钟可多2～4次,正常人的呼吸次数与心脏搏动次数的比例为1:4。呼吸次数可受许多因素的影响,如安静或睡眠时呼吸次数少,而进食、运动、情绪激动皆可使之增加。

测试题

一、判断题

001.若胸膜受损,空气进入胸膜腔,称为胸膜炎。
    A.对
    B.错

002.若呼吸次数每分钟超过24次时,称为呼吸频数。
    A.对
    B.错

003.呼吸系统由呼吸道和气管组成。
    A.对
    B.错

004.呼吸运动就是肋间肌和膈等呼吸肌群的收缩和舒张,(随意肌)使胸廓扩大和缩小的运动,它是肺通气的动力。
    A.对
    B.错

二、单选题

001.呼吸系统的功能是_____。
    A.血液循环
    B.气体交换
    C.淋巴循环

002.健康成人安静时呼吸频率为每分钟_____。
    A.16～20次
    B.12～16次
    C.20～24次

003.呼吸系统是由_____组成。
    A.鼻咽、气管和肺
    B.鼻咽、喉、气管、支气管和肺
    C.鼻咽、喉、气管和支气管

004.上呼吸道不包括_____。
    A.鼻
    B.喉
    C.气管

005.安静时,人体每分钟换气量为_____。
    A.3～4 L
    B.5～6 L

C.8～10 L

006.鼻旁窦不具备的功能是_____。

A.加湿吸入的空气

B.发音时起到共鸣

C.呼吸

007.呼吸系统的主要功能是进行气体交换,还有_____以及协助静脉血回流入心等功能。

①发音嗅觉;②内分泌。

A.①

B.②

C.①②

008.有吸入氧气和排出二氧化碳功能的是_____。

A.呼吸系统

B.消化系统

C.泌尿系统

009.下图中_____为气体交换部位。

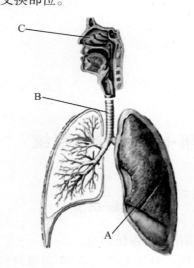

010.呼吸系统中兼备呼吸及发声功能的是_____。

A.鼻

B.喉

C.气管

011.肺结构:左肺_____叶,右肺_____叶。

A.2;3

B.3;2

C.3;3

参考答案

一、判断题

001. B。

002. A。

003. B。

004. A。

二、单选题

001. B。

002. A。

003. B。

004. C。

005. C。

006. C。

007. C。

008. A。

009. A。

010. B。

011. A。

第七节　神经系统

主要知识点

神经系统由中枢神经系统及周围神经系统组成。

中枢神经系统包括脑和脊髓,周围神经系统包括12对脑神经、31对脊神经和内脏神经,周围神经分为躯体神经和内脏神经,均含有传入纤维和传出纤维。传入纤维又称感觉纤维,传出纤维又称运动纤维。内脏神经中的传出部分(内脏运动神经)调节内脏、心血管的运动和腺体的分泌,通常不受人的意志控制,故又称为自主神经系统或植物神经系统。

脊髓是脑和躯干、四肢感受器和效应器联系的枢纽。脊髓内还有内脏反射的低级中枢。当脊髓受损时可引起排便、排尿功能的障碍。脊髓位于椎管内(比椎管短),呈前后略扁圆柱形,上端和脑相续,下端呈圆锥状,在成人圆锥的末端达第一腰椎下缘(新生儿达第三腰椎平面)。

脑位于颅腔内,包括脑干、小脑、间脑和端脑四部分,是生命中枢的所在地。

(1)脑干是脊髓向颅腔内延伸的部分,是生命中枢(如心血管运动中枢和呼吸中枢)的所在地。

(2)间脑位于中脑上方,两大脑半球之间,大部分被大脑半球所覆盖,并与两半球紧密连接。间脑主要分为丘脑与下丘脑。下丘脑是皮层下植物性神经的高级中枢,调节内脏器官活动。

（3）小脑位于延髓与脑桥的背侧。小脑的主要功能是维持躯体平衡、调节肌张力及协调运动。

（4）端脑主要包括左、右大脑半球,是中枢神经系统的最高级部分。

测试题

一、判断题

001. 神经系统由脑和脊髓及分布于全身各部的周围神经组成。
  A. 对
  B. 错

002. 中枢神经系统包括脑和脊髓及分布于全身各部的神经组成。
  A. 对
  B. 错

003. 当脊髓受损时可引起排便、排尿功能的障碍。
  A. 对
  B. 错

004. 脊柱外伤时多见于颈部和腰部这两个部位。
  A. 对
  B. 错

005. 内脏运动神经又称为自主神经系统或植物神经系统。
  A. 对
  B. 错

006. 在蛛网膜与软脑膜之间的腔隙称为蛛网膜下腔,腔内含有液体。
  A. 对
  B. 错

二、单选题

001. 脑神经共有_____对。
  A. 20
  B. 12
  C. 14

002. 脊神经共_____对。
  A. 30
  B. 31
  C. 32

003. 不属于中枢神经系统的是_____。
  A. 脑
  B. 脑神经
  C. 脊髓

004. 下图中_____为呼吸中枢。

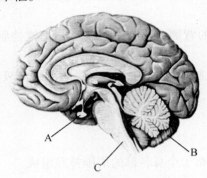

005. 下图中_____为尺神经。

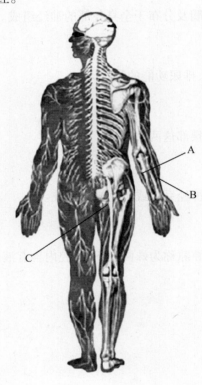

参考答案

一、判断题

001. A。神经系统由脑和脊髓及分布于全身各部的周围神经组成，在形态和功能上是一个不可分割的整体，为了学习的方便将其分为两部分。

002. B。神经系统由脑和脊髓及分布于全身各部的周围神经组成。中枢神经系统包括脑和脊髓，周围神经系统包括与脑相连的 12 对脑神经、与脊髓相连的 31 对脊神经和内脏神经。故分布于全身各部的神经是周围神经，而不是中枢神经。

003. A。分布于内脏、心血管和腺体的神经称为内脏神经,通常不受人的意志控制,故又称为自主神经系统或植物神经系统。

004. A。脊柱侧面观察有四个生理弯曲,颈屈、腰屈凸向前,胸屈、骶屈凸向后。这些弯曲增强了脊柱的弹性,在行走和跳跃时可起到缓冲的作用,从而减轻对脑和内脏器官的冲击和震荡,并有利于维持身体的平衡。脊柱可前屈、后伸、侧屈和旋转运动。运动幅度最大的部位是下颈部和腰部,故脊柱外伤时多见于这两个部位。

005. A。

006. A。

二、单选题

001. B。

002. B。

003. C。

004. C。

005. A。

第八节　内分泌系统

主要知识点

内分泌系统由内分泌腺和内分泌细胞组成。内分泌腺和内分泌细胞是通过所分泌的激素来发挥调节作用的。激素不经导管,而是直接释放于体液中,这种现象称为内分泌。内分泌系统与神经系统密切联系,相互配合,共同调节机体的各种功能活动,维持内环境相对稳定。

人体主要的内分泌腺有:垂体、甲状腺、甲状旁腺、肾上腺、胸腺、松果体等。

一、垂体

垂体位于颅底蝶鞍垂体窝内,椭圆形,灰红色,分腺垂体和神经垂体两部分。

垂体在神经系统与内分泌腺的相互作用中处于重要的地位。脑垂体分泌促甲状腺素。

二、甲状腺

甲状腺为红褐色,呈"H"形,分左、右两个侧叶,中间以峡部相连。

甲状腺分泌甲状腺素,调节机体基础代谢并影响生长和发育等。

三、甲状旁腺

甲状旁腺是两对棕黄色、黄豆大小的扁椭圆形腺体,位于甲状腺背面。

甲状旁腺分泌甲状旁腺素,调节钙磷代谢,维持血钙平衡。

四、肾上腺

肾上腺位于肾的上方,淡黄色。肾上腺实质分为皮质和髓质两部分。

肾上腺皮质分泌盐皮质激素、糖皮质激素和少量性激素。盐皮质激素主要调节水盐代谢,维持体内钠钾平衡。糖皮质激素既可促进体内蛋白质转化为葡萄糖,同时又可抑制葡萄糖的分解。

五、松果体

松果体为一灰红色椭圆形腺体,位于上丘脑的后上方,以柄附于第三脑室顶的后部。松果体在儿童中期发育至高峰,一般在7岁后逐渐萎缩。

松果体合成和分泌褪黑素,参与调节生殖系统的发育及动情周期、月经周期的节律。

测试题

一、判断题

001. 内分泌腺和内分泌细胞是通过所分泌的激素来发挥调节作用的。

    A. 对

    B. 错

002. 内分泌系统与神经系统共同调节机体的各种功能活动,维持内环境相对稳定。

    A. 对

    B. 错

003. 脑垂体分泌促甲状腺素。

    A. 对

    B. 错

二、单选题

001. 幼年时缺乏_____激素可能引起侏儒症。

    A. 生长激素

    B. 肾上腺素

    C. 糖皮质激素

002. 糖尿病是因为_____内分泌器官出现了功能障碍。

    A. 松果体

    B. 胰腺

    C. 胸腺

003. 下图中_____为分泌中枢。

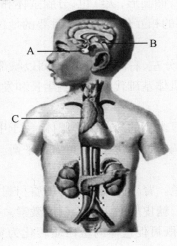

参考答案

一、判断题

001. A。内分泌系统是体内重要的功能调节系统,是由内分泌腺和散于某些器官组织中的内分泌细胞组成。内分泌腺和内分泌细胞是通过所分泌的激素来发挥调节作用的。

002. A。内分泌系统与神经系统密切联系,相互配合,共同调节机体的各种功能活动,维持内环境相对稳定。

003. A。

二、单选题

001. A。

002. B。

003. A。

第九节 泌尿系统

主要知识点

一、泌尿系统的组成

泌尿系统由肾、输尿管、膀胱和尿道组成。

肾位于腹后壁,脊柱的两侧,左右各一。其主要功能是生成尿和排出机体代谢终产物,维持机体内环境的稳定。输尿管是细长的肌性管道,全长粗细不均,一般有三处明显狭窄,如果尿路有结石,当结石下降时,易嵌顿于狭窄处,造成输尿管损伤,可见肉眼血尿。

二、尿液及尿量

正常尿液为淡黄色的透明液体,正常成人每昼夜尿量为 1 000 ~ 2 000 mL,平均为 1 500 mL。如果每昼夜尿量在 100 ~ 500 mL,称为少尿;如果每昼夜尿量低于 100 mL,称为无尿;如果每昼夜尿量长期超过 2 500 mL,称为多尿。

测试题

一、判断题

001. 泌尿系统由肾、输尿管、膀胱和尿道组成。

    A. 对

    B. 错

002. 肾的主要功能是暂时储存尿液和排出机体代谢终产物,维持机体内环境的稳定。

    A. 对

    B. 错

003. 肾是成对的实质性器官,位于腹后壁,脊柱的两侧。

    A. 对

    B. 错

004. 输尿管是肌性管道,全长粗细均匀。

    A. 对

    B. 错

005. 正常尿液为白色的透明液体。

    A. 对

    B. 错

006. 正常成人每昼夜尿量为 1 000 ~ 2 000 mL,平均为 1 500 mL。

    A. 对

    B. 错

007. 如果每昼夜尿量低于 100 mL,称为少尿。

    A. 对

    B. 错

二、单选题

001. 尿液生成与排出的顺序为_____。

    A. 肾—输尿管—膀胱—尿道

    B. 肾—膀胱—输尿管

    C. 输尿管—肾—膀胱—尿道

002. 每 24 h 尿量在_____ mL 时属于少尿。

    A. 500 ~ 1 000

    B. 100 ~ 500

    C. 1 000 ~ 2 000

003. 肾脏的功能是_____。

    A. 生成尿液

    B. 储存尿液

    C. 排尿

004. 下输尿管的三个生理狭窄处自上而下依次是_____。

    A. 肾盂输尿管连接处、输尿管膀胱连接处、输尿管跨髂血管处

    B. 肾盂输尿管连接处、输尿管跨髂血管处、输尿管膀胱连接处

    C. 输尿管膀胱连接处、输尿管跨髂血管处、肾盂输尿管连接处

005. 可以清洁血液并保持水自解质平衡的器官是_____。

    A. 肾

    B. 大肠

    C. 肝

006. 两个肾脏每分钟的血流量相当于安静时心脏每分钟输出量的_____,说明了肾脏功能的重要性。

    A. 1/4 ~ 1/5

    B. 1/2 ~ 1/3

    C. 1/3 ~ 2/3

007. 下图中结石易堵塞的部位为_____。

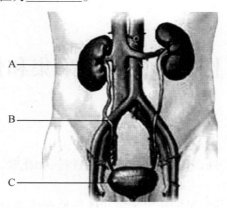

参考答案

一、判断题

001. A。泌尿系统由肾、输尿管、膀胱和尿道组成。

002. A。肾的主要功能是生成尿和排出机体代谢终产物,维持机体内环境的稳态。

003. A。肾是成对的实质性器官,位于腹后壁,脊柱的两侧。

004. B。输尿管是细长的肌性管道,全长粗细不均,一般有三处明显狭窄,分别位于输尿管的起始部、跨越髂血管的交叉处和穿膀胱壁处。当尿路结石下降时,易嵌顿于狭窄处,造成输尿管损伤,可见肉眼血尿。

005. B。正常尿液为淡黄色的透明液体。

006. A。正常成人每昼夜尿量为 1 000~2 000 mL,平均为 1 500 mL。

007. B。如果每昼夜尿量在 100~500 mL,称为少尿;如果每昼夜尿量低于 100 mL,称为无尿;如果每昼夜尿量长期超过 2 500 mL,称为多尿。

二、单选题

001. A。

002. B。

003. A。

004. A。

005. A。

006. A。

007. B。

第二章　伤病员的病史采集和体格检查

主要知识点

在海上航行,由于环境特殊,各种辅助检查不能进行,如化验、X 光检查等,故询问伤病员的病史和体格检查尤为重要。

检查伤病员的方法包括伤病员的病史采集和体格检查两部分。病史采集包括主诉、现病史、既往史、个人史、婚育史、家族史。体格检查主要通过视、触、叩、听、嗅来实现,内容包括生命体征、一般情况、皮肤、头、眼、耳、鼻、口腔、颈部、胸部、肺脏、心脏、腹部、肛门及外生殖器、脊柱和四肢、神经系统。

第一节　病史采集

主要知识点

病史采集是直接向患者或相关人员(如同事、路人、发现者等)了解疾病症状的发生、发展和变化过程,包括主诉、现病史、既往史、个人史、婚育史、家族史,以现病史最为重要,询问主要症状出现的诱因、时间、部位、性质、程度、加重或缓解方法、伴随症状及诊疗经过。

1. 主诉

患者感受最主要的痛苦或最明显的症状或体征,也就是本次发病的最主要的原因及其持续的时间。如"咳嗽、咳痰伴发热 5 天",可以考虑为呼吸系统疾病,如支气管炎、肺炎等。

2. 现病史

现病史是从患者的最初症状起到就采集病史时为止的整个过程的病史。询问和记录的内容包括:主要症状出现的诱因、时间、部位、性质、程度、加重或缓解方法、伴随症状、既往做过哪些检查及其结果、经过哪些治疗及其效果等。

3. 个人史

询问的内容包括出生地点,有无经历传染病疫区,生活环境、饮食习惯,烟、酒的嗜好程度。

4. 月经婚育史

此对女性患者尤其重要,如宫外孕主要表现为停经、腹痛、阴道流血。

5. 家族史

其包括父母、兄弟姐妹的健康状况,是否有糖尿病、结核、心脏病、癌症等。如果有异常死亡,则询问其死亡年龄及原因。

测试题

一、判断题

001. 有部分疾病的诊断仅通过问诊即可基本确定,不需要特殊检查。

    A. 对

    B. 错

002. 病史的完整性和准确性对疾病的诊断和处理至关重要。

    A. 对

    B. 错

003. 一般情况下,解决患者诊断问题的大多数线索和依据都来源于病史采集所获取的资料。

    A. 对

    B. 错

004. 现病史是从患者的最初症状起到就诊为止的整个过程的病史。

    A. 对

    B. 错

005. 病史采集对象最好是患者本人。

    A. 对

    B. 错

006. 现病史记录内容只包括:症状发生时间、部位、性质。

    A. 对

    B. 错

二、单选题

001. 在海上航行,医生对伤病船员初步诊断和病情评估的关键是对伤病员_____。

    A. 进行各种辅助检查,如化验、X 光检查等

    B. 进行病史采集和体格检查

    C. 进行远程医学会诊,如视频会诊

002. 病史采集的主要对象不包括_____。

    A. 领导(如船长、轮机长、水手长等)

    B. 患者本人

    C. 相关人员(如现场同事、路人、发现者等)

参考答案

一、判断题

001. A。某些疾病或是在疾病的早期,机体还只是处于功能或病理生理改变的阶段,还缺乏器质性或组织、器官形态学方面的改变,在此阶段,体格检查、实验室检查,甚至特殊检查均无阳性发现,常常通过问诊就可能对某些患者提出初步的诊断。实际上,有部分疾病的诊断仅通过问诊即可基本确定,如感冒、支气管炎、心绞痛。

002. A。一般情况下,解决患者诊断问题的大多数线索和依据都来源于病史采集所获取的资

料,同时也为随后对患者进行的体格检查提供了最重要的线索和基本资料。所以病史的完整性和准确性对疾病的诊断和处理至关重要的。

003. A。

004. A。

005. A。

006. B。

二、单选题

001. B。

002. A。

第二节　体格检查

主要知识点

体格检查的基本方法是视、触、叩、听、嗅。体格检查包括一般情况、皮肤、头、眼、耳、鼻、口腔、颈部、胸部、肺部、心脏、腹部、肛门及外生殖器、脊柱和四肢、神经系统等。

体格检查是继询问病史以后诊断和估计病情的第二个基本步骤。做体格检查时要有一间安静房间,备有钟或表、血压计、听诊器、体温计和电筒、压舌板。

一、体格检查的基本方法

体格检查是指检查者运用自己的感官和借助于检查工具(如体温表、血压计、叩诊锤、听诊器等),来评估病人身体状况的最基本的检查方法。

体格检查的方法有五种:即视诊、触诊、叩诊、听诊和嗅诊。

(1)视诊是检查者用眼睛观察病人全身或局部表现的诊断方法。

(2)触诊是检查者通过手接触被检查部位时的感觉,来进行判断的一种方法。

(3)叩诊是用手指叩击病人身体表面某一部位,使之震动产生音响,根据震动和音响的特点来判断被检查部位的脏器状态有无异常的一种方法。

(4)听诊是检查者利用听诊器听病人身体各部位活动时发出的声音,判断其正常与否的一种诊断方法。

(5)嗅诊是检查者通过嗅觉来发现伤病人的异常气味,判断其与疾病之间关系的一种诊断方法。例如刺激性蒜味见于有机磷杀虫药中毒,烂苹果味见于糖尿病酮症酸中毒等。

上述五种体格检查方法以视、触、叩、听为主,嗅诊有时也有特殊作用。

体格检查要全面、按顺序检查,防止误诊漏诊。

二、体格检查项目

体格检查的基本内容如下。

(1)一般检查:包括生命体征(体温、脉搏、呼吸、血压)、意识状态、面容与表情、体位、语言状态、查体是否合作。

(2)皮肤、黏膜:包括皮肤颜色、温度、是否水肿,检查出血点、瘀斑,皮疹是否有出血、溃疡。

（3）浅表淋巴结：有无肿大。

（4）头部。

眼：检查眼球外形及运动，左右角膜及角膜反射情况，巩膜是否黄染，瞳孔大小，左右两侧是否等大，检查直接与间接对光反射，辐辏反射。

耳：检查耳廓外形、外耳道、乳突、听力。

鼻：检查鼻外形、鼻翼扇动、鼻道通气状态，检查是否流血及异常分泌物。

口：检查口唇、口腔黏膜有无溃疡，牙龈有无溢血、溢脓，扁桃体有无肿大。

（5）颈部：检查颈静脉充盈和颈动脉搏动情况，有无颈项强直，气管位置是否正常。

（6）胸部。

肺部：视诊呼吸运动、呼吸频率、节律，触诊双侧语颤，叩诊音（正常是清音），听诊呼吸音。

心脏：视诊心前区有无隆起、异常搏动及心尖搏动的位置，触诊心前区有无异常搏动、震颤，叩诊心脏相对浊音界，听诊心率、心律、心音、心脏杂音、心包摩擦音。

（7）腹部。

视诊腹部外形、呼吸运动，触诊腹壁紧张度、腹部有无压痛及反跳痛及腹部有无包块等，叩诊（正常为鼓音）全腹部检查有无腹水征，听诊肠鸣音、血管杂音。

（8）外生殖器。

（9）检查肛门、直肠。

（10）脊柱与四肢：脊柱的弯曲度、活动度、压痛、叩击痛、四肢有无浮肿、瘫痪、各关节运动功能。

（11）神经系统：检查肢体是否有瘫痪及不自主运动，各种感觉是否有减退、消失、异常，正常生理反射是否存在，病理反射是否能引出，检查巴彬斯基氏征是否阳性（阳性说明有锥体束受损），脑膜刺激征是否阳性。

测试题

一、判断题

001. 正常心尖搏动的位置位于右侧第五肋间隙锁中线内侧 0.5～1.0 cm。

    A. 对

    B. 错

002. 正常心尖搏动位于左侧第五肋间隙锁骨中线外侧，范围不超过 2 cm 直径。

    A. 对

    B. 错

003. 巴彬斯基氏征阳性说明有锥体束受损。

    A. 对

    B. 错

004. 外伤昏迷病人眼部检查重点查看瞳孔的大小及对光反射。

    A. 对

    B. 错

005. 体格检查时的顺序应根据检查者的需要安排，不必考虑病人的情况。

    A. 对

B. 错

二、单选题

001. 检查病人有无呼吸应_____。

    A. 看颈部血管搏动

    B. 看瞳孔

    C. 凝视胸部有无起伏运动,感觉气体是否从口鼻出

002. _____是生命体征。

    A. 神志

    B. 血压

    C. 血液量

003. 肛门体温正常的是_____。

    A. 37.6 ℃

    B. 37.9 ℃

    C. 38.1 ℃

004. 血压正常的是_____。

    A. 80/60 mmHg

    B. 120/80 mmHg

    C. 160/90 mmHg

005. 正常成年人在安静状态下,每分钟心率生理变动范围在_____次之间。

    A. 60 ~ 90

    B. 80 ~ 120

    C. 60 ~ 100

006. 观察皮肤,_____作为常规内容。

    A. 弹性、颜色

    B. 弹性、疤痕、颜色

    C. 颜色、疤痕

007. 体格检查基本方法是_____。

    A. 各种辅助检查,如化验、X 光

    B. 远程医学会诊,如视频会诊

    C. 视、触、叩、听、嗅

008. 肛门体温 38.5 ℃ 属于_____。

    A. 正常

    B. 低热

    C. 高热

009. 舒张压最高值为_____。

    A. 100 mmHg

    B. 90 mmHg

    C. 80 mmHg

010. 体温的正常值（腋温）为_____。

　　A. 36. 3～37. 2 ℃

　　B. 36～37 ℃

　　C. 36. 5～37. 7 ℃

011. 关于心率的定义正确的是_____。

　　A. 每秒钟心跳的频率

　　B. 每分钟心跳的频率

　　C. 每小时心跳的频率

012. _____不是生命体征。

　　A. 表情

　　B. 呼吸

　　C. 体温

013. 腹部听诊是检查病人有无_____。

　　A. 肠鸣音

　　B. 腹水

　　C. 移动性浊音

014. 触诊的目的是了解腹部是否有_____。

　　A. 蠕动波

　　B. 紧张

　　C. 移动性浊音

015. 下列_____为巴彬斯基氏征检查法。

A　　　　　　　　　　B　　　　　　　　　　C

016. 下图中_____为叩诊手法。

A　　　　　　　　　　B　　　　　　　　　　C

参考答案

一、判断题

001. B。正常心尖搏动的位置位于左侧第五肋间隙锁中线内侧 0.5～1.0 cm,而不是右侧。

002. B。正常心尖搏动的位置位于左侧第五肋间隙锁中线内侧 0.5～1.0 cm,而不是外侧。

003. A。

004. A。

005. B。应该说查体的顺序对于查体的结果影响不大,因而没有强求的固定顺序,但事实上,是有一定的实用顺序的,养成按顺序查体的习惯,有利于避免不必要的重复或遗漏查体内容。实用的查体顺序:让病人先取卧位或坐位,进行生命体征、发育、营养、意识状态等一般检查,然后按头部—颈部—前、侧胸部—后胸部—脊柱—腹部—上肢—下肢—神经反射—外生殖器、肛门、直肠这一顺序进行,按此顺序,卧位的病人只需坐一次,坐位的病人只需卧位一次。

二、单选题

001. C。

002. B。

003. A。

004. B。

005. C。

006. C。

007. C。

008. B。

009. B。

010. B。

011. B。

012. A。

013. A。腹水和移动性浊音是叩诊检查的内容。

014. B。蠕动波是望诊检查的内容,移动性浊音是叩诊检查的内容。

015. A。

016. B。

第三章　基本护理

护理学是一门以自然科学与社会科学为理论基础,研究在促进、维护、恢复人类健康过程中所涉及的护理理论、知识、技能及发展规律的综合性应用学科。

第一节　船上护理要求和基本内容

主要知识点

一、船上护理要求和基本内容

(1)病室要求:独立的房间,室内清洁、安静、床铺整齐、空气流通、有自然光线。

(2)舒适的体位。

常用卧位:平卧位(仰卧)、侧卧位、俯卧位。意识丧失病人取平卧头侧位。

(3)护理要求:

①每天早晚各测一次体温、脉搏、呼吸并做记录,按病情需要测量血压,危重病人要有专人护理,并密切观察生命体征。

②注意病人食欲和进食情况。

③关心和询问病人需求,注意精神变化。

④船舶摇摆,要注意病人安全,避免摔伤。

二、病情观察

(1)生命体征是衡量机体身心状况的可靠指标,它包括体温、脉搏、呼吸、血压。

(2)观察病人的意识状况,意识障碍可分为以下几种:

①嗜睡是患者处于睡眠状态,但可唤醒,醒后可回答问题,停止刺激后又可入睡。

②意识模糊程度较嗜睡深,表现为定向障碍,可有错觉、幻觉或精神错乱等。

③昏睡是患者处于熟睡状态,不宜唤醒,强烈刺激下可被唤醒。

④昏迷是最严重的一种意识障碍,意识大部分或完全丧失。

(3)注意观察两侧瞳孔的形状、大小以及对光反射是否存在等,正常瞳孔等大等圆,直径$3\sim4$ mm,对光反射存在。

(4)观察记录病人排泄物状况。

①大便:大便的次数和形状反映消化道功能。柏油样大便,说明胃或小肠出血;菌痢,每天大便可多达$15\sim30$次,以黏液血便为主;水样或米泔样便,可能是霍乱。

②尿:肉眼血尿,可能是尿路结石;尿频尿急,尿道口痛感,可能是尿路感染。

③痰液:白色黏液样痰,示支气管炎;铁锈色痰,是大叶性肺炎的特征。

④呕吐物:常见呕吐物中,黄色为胆汁,咖啡样血性为消化道溃疡或肿瘤出血,含粪样呕吐

物为小肠低位梗阻。

三、生命体征的正常值、测量方法及准确记录

生命体征的检查包括体温、呼吸、脉搏、血压的检查,是及时了解病人病情变化的重要指标。

1. 体温

体温测量对于观察和了解病情变化非常重要,应予重视。

常用腋测法:正常值为 36～37 ℃。将腋窝擦干,检查并清除影响体温测试的各种因素。把体温计汞柱端放在一侧腋窝中央顶部,用上臂将其夹紧,放置 10 min 后取出并读数。

测量时注意:

①检查前体温计汞柱甩到 36 ℃以下。

②体温计附近不应有冷热源存在。

2. 脉搏

正常成人脉率为 60～100 次/min,脉率可因年龄、性别、活动、情绪状态等不同而有所波动,儿童较快,老年人较慢,女性较快,夜间睡眠时较慢,餐后活动和情绪激动等情况下脉率较快。

3. 呼吸

呼吸频率正常为 16～20 次/min。应注意呼吸类型、频率、深度、节律以及有无其他异常等现象。由于呼吸易受主观因素的影响,因此在检查呼吸时切勿对患者有任何暗示。

4. 血压

血压是指动脉血压,正常血压小于 120/80 mmHg,正常高值 120～139/80～89 mmHg。收缩压与舒张压之差称为脉压,正常为 30～40 mmHg。正常人右上肢血压较左上肢高,可相差 5～10 mmHg。下肢血压较上肢高,可相差 20～40 mmHg。

测量血压时应注意:

①病人检测血压前安静休息 5～10 min。

②病人可取仰卧位或坐位,肘部和血压计应与心脏同一水平。

③袖带松紧以恰能放进一个手指为宜,袖带下缘应距肘窝横纹 2～3 cm。

④体件不应塞于袖带与上臂之间。

⑤重复测量血压时应将气袖完全放气 2～3 min 后再测,或放气后嘱被检者高举上臂,以减轻静脉充血后再测。

四、卧床病人及意识丧失病人的护理

1. 卧床病人护理

(1)病床:大小便失禁病人应使用塑料胶单和中单,并及时更换湿的或污染的床单和床垫。

(2)床上擦浴:根据天气或病情每天或隔天擦澡一次,并注意保暖。

(3)饮食:耐心、细心喂食或协助病人进食。

(4)口腔护理:每天刷牙 2 次或用生理盐水棉球清洁口腔,进餐后漱口。

(5)大小便护理:卧床病人应提供大小便器具,用后及时清洁消毒,注意观察大小便数量、颜色、性质、气味等情况。

2. 意识丧失病人护理

（1）按卧床病人的护理方法进行护理。

（2）卧位：平卧头侧位。

（3）保持呼吸道通畅。

（4）严密观察病情，定时监测体温、脉搏、呼吸、血压、神志和瞳孔的的变化，并做好记录。

（5）专人看护，为防止褥疮发生，至少每 2 h 变换体位一次；每天给病人活动关节；口唇干裂者可涂凡士林或润唇膏；对眼睑不能自行闭合的病人应涂眼药膏以保护角膜。

（6）通过无线电通信与医生联系，按医嘱给药，按病情需要送医院治疗。

测试题

一、判断题

001. 血压是恒定的，不受任何因素影响。

　　A. 对

　　B. 错

002. 测得的血压是 80/50 mmHg，是正常的。

　　A. 对

　　B. 错

003. 检查体温时，将体温计直接夹在腋窝下即可。

　　A. 对

　　B. 错

004. 测量体温时，体温计放置腋窝下的时间应是 2 min。

　　A. 对

　　B. 错

005. 通常以触诊法检查桡动脉搏动情况，至少 30 s，并计算出每分钟搏动次数。

　　A. 对

　　B. 错

006. 正常成人脉率为 60～100 次/min，平均 72 次/min。

　　A. 对

　　B. 错

007. 餐后活动和情绪激动等情况下脉率较快。

　　A. 对

　　B. 错

008. 由于呼吸易受主观因素的影响，因此在检查呼吸时切勿对患者有任何暗示。

　　A. 对

　　B. 错

009. 呼吸检查，一般情况下应计数 1 min。

　　A. 对

　　B. 错

010. 血压是指静脉血压,是重要的生命体征。
    A. 对
    B. 错

011. 测量血压时,袖带上缘应距肘窝横纹 2～3 cm。
    A. 对
    B. 错

012. 护理卧床病人的床上擦浴,应隔天擦澡一次,注意保暖。
    A. 对
    B. 错

013. 心脏听诊包括心率心跳次数和心律是否规整。
    A. 对
    B. 错

二、单选题

001. 船上护理的要求包括_____。
    ①记录病人病情变化;②了解病人食欲和进食情况;③注意病人精神变化。
    A. ①②
    B. ①③
    C. ①②③

002. 腋下体温测量时间一般需要_____。
    A. 3 min
    B. 5 min
    C. 10 min

003. 当体温超过 38 ℃,体温每升高 0.5 ℃,脉搏每分钟增加_____。
    A. 2 次
    B. 20 次
    C. 10 次

004. 脊柱损伤的患者卧床应防止褥疮每_____翻身一次,夜间减少些。
    A. 3 h
    B. 2 h
    C. 1 h

005. 肛门体温比口腔体温_____。
    A. 低 0.2 ℃左右
    B. 相同
    C. 高 0.4 ℃左右

006. 意识丧失病人常采取的体位是_____。

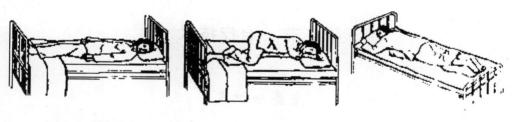

A. 平卧头偏向一侧　　　　　B. 侧卧位　　　　　C. 俯卧位

007. 护理要求正确的是_____。

　　A. 每天测量一次体温

　　B. 危重病人 10 min 测一次脉搏

　　C. 观察并记录病人大小便情况

参考答案

一、判断题

001. B。血压可随季节、昼夜、环境、情绪等影响而有较大波动,有时相差甚大。

002. B。血压小于 90/60 mmHg 为低血压。测得的血压是 80/50 mmHg 为低血压。

003. B。检查体温时,检查前体温计汞柱要甩到 36 ℃以下。

004. B。测量体温时,体温计放置腋窝下 10 min 后取出并读数。

005. A。检查脉搏方法:检查者将一手食、中、无名指并拢,并将其指腹平放于桡动脉近手腕处,以适当压力触摸桡动脉,至少 30 s,并计算出每分钟搏动次数。

006. A。正常成人脉率为 60~100 次/min,平均 72 次/min。

007. A。脉率可因年龄、性别、活动、情绪状态等不同而有所波动,儿童较快,老年人较慢,女性较快,夜间睡眠时较慢,餐后活动和情绪激动等情况下脉率较快。

008. A。

009. A。

010. B。血压是指动脉血压。

011. B。测量血压时,袖带下缘应距肘窝横纹 2~3 cm,而不是上缘。

012. A。

013. A。

二、单选题

001. C。以上均是船上护理病人的要求。

002. C。腋下测温时间过短不能正确反映病人的体温。

003. C。

004. B。

005. C。

006. A。
007. C。

第二节　治疗技术

主要知识点

一、冷热敷疗法

冷热敷疗法是临床上较常用的物理治疗方法,主要通过引起血管收缩或扩张,从而改变局部或全身的血液循环及细胞的新陈代谢,达到止血、止痛、消炎、消肿、退热、增进舒适等目的。

1. 冷敷

(1)适应证:应用在高热、外伤早期或炎症初期,每次冷敷 30 min。冷敷时应注意观察皮肤及患者的反应,倾听患者主诉,当出现皮肤苍白或青紫时应中断冷敷。全身冷疗法可用 25% ~35% 酒精擦浴、32 ~34 ℃温水擦浴、4 ℃冰盐水灌肠等。

(2)禁忌部位:枕后、耳廓、阴部、心前区、腹部、足底。

2. 热敷

(1)适应证:可用于软组织受伤后期、炎症后期或早产儿、末梢循环不良等患者的保暖。

干热法:用热水袋装入热水,套上布套或根据需要在外包一层毛巾,放在患处,每次热敷 30 min。意识不清的病人水温应在 50 ℃以下,注意避免烫伤。

湿热法:包括湿热敷、热水坐浴、温水坐浴等,温度 50 ℃,具体视病人的耐受力而定。

(2)禁忌:急性腹部疾病未明确诊断时、内出血、软组织受伤初期、危险三角区有炎症时、未明原因的腹痛、阑尾炎及面部感染时不能热敷。

二、导尿术

导尿术是指在严格的无菌操作下,用导尿管经尿道插入膀胱引出尿液的方法。导尿术易引起医源性感染,因此,导尿前应尽可能帮助病人自行排尿。

男性导尿术操作注意事项:

(1)用碘伏消毒局部,忌用碘酒、酒精。

(2)提起阴茎,使之与腹壁成60°角。

(3)成人插入导管约 20 cm,见尿液流出时再送入 4 ~5 cm。

(4)第一次放出尿量不应超过 1 000 mL,以防腹压突然降低而引起虚脱,或因膀胱内压力突然降低而引起膀胱黏膜急剧充血,导致血尿。

三、注射技术

1. 皮下注射

(1)注射部位:上臂三角肌下缘。

(2)注意事项:

①消毒注射部位,先用碘酒,后用酒精脱碘,从进针点由里到外,螺旋式,直径 5 cm 以上。

②针头斜面向上和与皮肤成30° ~40°角进针,迅速刺入针头的 1/2 ~2/3,左手抽吸无回血,缓慢推注药液。

③注射少于 1 mL 的药液时,必须用 1 mL 注射器,保证药量准确。

2.肌肉注射

其是指将药液注入肌肉组织的方法。

(1)注射部位:选择肌肉组织较厚,离大血管及神经较远的部位,如臀大肌、臀中肌等。

(2)选位方法:十字法——从臀裂顶点向左或右划一水平线,然后从髂嵴最高点划一垂直平分线,将一侧臀部分为 4 个象限,外上四分之一为注射部位。联线法——取髂前上棘与尾骨联线的外上三分之一为注射部位。

(3)操作步骤注意事项:

①选择注射部位时,定位要准确,避免损伤坐骨神经。

②消毒注射部位时,先用碘酒消毒,后用酒精脱碘,从进针点由里到外,螺旋式,直径 5 cm 以上。

③针头与皮肤成90°角进针,进针深度 2~3 cm(视病人胖瘦适当调整),左手抽吸无回血,即可注入药液。

④需要两种药物同时注射,应注意配伍禁忌。注射时切勿将针梗全部刺入,以防针梗从根部折断。

测试题

一、判断题

001.肌内注射部位一般在上臂外侧皮下。

　　A. 对

　　B. 错

002.肌内注射时,常规消毒皮肤,消毒范围直径应在 5 cm 以上。

　　A. 对

　　B. 错

003.肌内注射时应做到二快一慢(进针、拔针快,推药慢)。

　　A. 对

　　B. 错

004.同时注射多种药液时,应先注射刺激性较强的药液,后注射刺激性较弱的药液。

　　A. 对

　　B. 错

005.肌内注射时,针进得越深越好。

　　A. 对

　　B. 错

二、单选题

001.用热水袋热敷时,每次热敷_____ min。

　　A. 30

　　B. 40

　　C. 50

002.导尿时第一次放出尿量不应超过_____ mL。

    A. 1 000

    B. 500

    C. 1 500

003. 皮下注射的部位为_____肌。

    A. 上臂三角肌上缘

    B. 上臂三角肌外侧

    C. 上臂三角肌下缘

004. 意识不清病人使用热水袋时水温应在_____以下。

    A. 60 ℃

    B. 70 ℃

    C. 50 ℃

005. 肌肉注射部位(联线法)_____。

    A. 髂前上棘与尾骨联线的中三分之一

    B. 髂前上棘与尾骨联线的下三分之一

    C. 髂前上棘与尾骨联线的外上三分之一

006. 导尿病人局部应用_____消毒。

    A. 碘伏消毒液

    B. 2% 碘酒

    C. 75% 酒精

007. 导尿时,成人插入导尿管约_____cm。

    A. 15

    B. 20

    C. 25

参考答案

一、判断题

001. B。肌肉注射部位一般选择的部位:臀大肌、臀中肌、臀小肌、股外侧肌、上臂三角肌等肌肉肥厚的部位。

002. A。

003. A。

004. B。同时注射多种药液时,应先注射刺激性较弱的药液,后注射刺激性较强的药液。

005. B。将针头迅速垂直刺入肌内 2.5 ~ 3 cm(针梗的 2/3)即可,切勿将针梗全部刺入,以防针梗从根部折断。

二、单选题

001. A。避免烫伤。

002. A。以防腹压突然降低而引起虚脱,或因膀胱内压力突然降低而引起膀胱黏膜急剧充血,导致血尿。

003. C。选择避免损伤神经和血管部位作为常用的注射部位。

004. C。

005.C。选择避免损伤神经和血管部位作为常用的注射部位。

006.A。碘伏对黏膜刺激小,忌用碘酒、酒精。

007.B。

第四章　船舶药品、器械管理

第一节　药品领入、贮存保管与使用原则

主要知识点

一、药品领入

船舶药品配备目录主要参照世界海事组织规定并根据本国实际情况做相应调整。领用药品一般定点供应,领入数量按目录根据航线远近、人员配备而定。目录中每一药物都有利用之机会,每次出航前都要及时补充,检查失效期,及时予以更换。领取药品应使用药品通用名。

二、药品贮存保管

必须按药品说明书贮藏药品,如常温(10～30 ℃)、阴凉处(≤20 ℃)、冷藏(冰箱2～8 ℃)、避光等。一般药品不可冷冻。

通常,船上受专门医务技术训练的驾驶员负责药品的管理与使用。药品贮存间应有专门柜子和抽屉存放各类药品,必要时应配备冰箱。特殊药品,如麻醉药品,一、二类精神药品,应单独存放加锁。药品存放尽量按药物剂型(内服、外用、注射)及药理作用归类摆放。贮存柜或抽屉贴有标签,标示药名。标签颜色应有区别,如内服药为白底蓝框,外用及注射药为白底红框,特殊药品为白底黑框。

远洋船每抵外港均需申报并封存麻醉药品。

药品使用备用记录本记录。一般特殊药品使用记录本保存三年,其他药品使用记录本保存一年。

三、药品使用原则

在药品使用前要尽量诊断明确,使用药品时详读药品说明书,了解所用药物的规格、剂量、适应证、使用方法、不良反应与注意事项等。一般药物的不良反应不严重,如消化系统不适、头痛等,不影响继续用药;若出现皮疹、哮喘、黄疸、酱油色尿等,则需要立即停药。

特殊药品、药理作用较强的药品,船上负责医疗救护的人员需经无线电医疗咨询指导,谨慎用药。

测试题

一、判断题

001. 只要怀疑肾绞痛就可注射度冷丁,以减轻病人的痛苦。

　　A. 对

B. 错

002. 我们应用药物治疗疾病时,要保证病人的绝对安全,故要选择没有任何不良反应的药物。

　　A. 对

　　B. 错

003. 毒副反应中比较多见的是胃肠道反应,表现为恶心、呕吐。

　　A. 对

　　B. 错

004. 如果超量服用对乙酰氨基酚(扑热息痛),能造成严重肝脏损伤,若与乙醇同时应用,则对肝脏损害更严重。

　　A. 对

　　B. 错

005. 常见的过敏反应包括皮疹、荨麻疹、皮炎、发热、血管神经性水肿、哮喘、过敏性休克等。其中,以过敏性休克最为严重,甚至可导致死亡。

　　A. 对

　　B. 错

006. 耐药性一般是指病原体对药物反应性降低的一种状态,常规用量不能达到预期疗效。

　　A. 对

　　B. 错

007. 一般药物的不良反应不严重,如消化系统不适、头痛等,不影响继续用药;若出现皮疹、哮喘、黄疸、酱油色尿等则需要立即停药。

　　A. 对

　　B. 错

二、单选题

001. 选择药物治疗疾病的原则,错误的是_____。

　　A. 选择治疗作用强的

　　B. 选择副作用小的

　　C. 选择价格贵的

002. 关于过敏反应,错误的是_____。

　　A. 除了青霉素外,其他药物都不会引起过敏性休克

　　B. 过敏性休克可导致死亡

　　C. 青霉素的过敏反应率居各种药物过敏反应的首位

003. 必须按药品说明书贮藏药品,如常温一般指_____。

　　A. 10 ~ 30 ℃

　　B. 10 ~ 18 ℃

　　C. 20 ~ 30 ℃

004. 一般特殊药品使用记录本应保存_____年。

　　A. 2

　　B. 3

　　C. 5

参考答案

一、判断题

001．B。

002．B。大多数药物都或多或少地有一些毒副作用和不良反应,使用药物既要考虑治疗效果, 又要最大限度地减少不良反应的发生,保证病人的安全。

003．A。

004．A。对乙酰氨基酚(扑热息痛)的血浆浓度超过 300 μg/mL 时能严重损害肝脏;若与乙醇 同时应用,则对肝脏损害更严重。

005．A。

006．A。反复用药可产生抗药性。

007．A。

二、单选题

001．C。价格贵的药物疗效不一定好,副作用不一定少。

002．A。其他药物偶尔也可引起过敏反应,甚至过敏性休克,但发生率很少,用药时要严密观 察,尤其是静脉注射。

003．A。

004．B。

第二节　药物的治疗作用和不良反应

主要知识点

一、药物的治疗作用

治疗作用是指药物所引起的符合用药目的的作用,是有利于防病、治病的作用。根据治疗 作用的效果,可将其分为对因治疗和对症治疗。前者是指消除原发致病因子的治疗,例如抗生 素杀灭体内致病微生物,解毒药促进体内毒物消除等;后者系指改善症状的治疗,例如高热时, 应用解热镇痛药阿司匹林,解除发热给病人带来的痛苦。有时对症治疗对维持重要的生命指 标,赢得对因治疗的时机非常重要,例如对休克、心力衰竭、脑水肿、惊厥等临床急症进行分秒 必争的抢救多属对症治疗。

二、药物的不良反应

药物的不良反应是指那些不符合药物治疗目的,并给病人带来病痛或危害的反应。治疗 作用与不良反应是药物本身所固有的两重性作用。

药物的不良反应主要有以下几类:

副作用是指药物在治疗剂量时引起的,与治疗目的无关的作用,给病人带来轻微的不舒适 或痛苦,多半是可以恢复的功能性变化。

毒性反应一般是用量过大或用药时间过长,药物在体内蓄积过多引起的严重不良反应。

有时用药剂量不大,但机体对药物过于敏感也能出现毒性反应。

后遗效应是指停药后血浆药物浓度下降至阈浓度以下时残存的药理效应。例如服用巴比妥类催眠药后,次晨仍有困倦现象。

变态反应是药物引起的免疫反应,包括免疫学中的各种免疫反应,反应性质与药物原有效应无关,药物本身、药物的代谢产物、制剂中的杂质或辅料均可成为致敏原。

测试题

一、判断题

001. 控制性药物应专门存放,但为使用方便可以不上锁。

    A. 对

    B. 错

002. 病人用药期间若出现皮疹、哮喘、黄疸、酱油色尿则需要立即停药。

    A. 对

    B. 措

003. 联邦止咳露属于镇咳药。

    A. 对

    B. 错

二、单选题

001. _____是指药物在治疗剂量时引起的,与治疗目的无关的作用,给病人带来轻微的不舒适或痛苦,多半是可以恢复的功能性变化。

    A. 副作用

    B. 毒性反应

    C. 变态反应

参考答案

一、判断题

001. B。

002. A。出现以上症状说明药物不良反应严重,需要立即停药。

003. A。联邦止咳露即是复方磷酸可待因口服液,有镇咳作用。

二、单选题

001. A。

第三节　主要药物使用的适应证、用法用量及注意事项

主要知识点

一、抗感染药物

抗感染药物是指能杀灭或抑制引起人体感染的细菌、病毒和寄生虫的药物,包括抗生素、化学合成抗菌药、植物来源的抗菌药以及抗厌氧菌药、抗结核药、抗麻风药、抗真菌药、抗病毒药、抗疟药、抗原虫药和抗蠕虫药等。

(一)抗生素

抗生素是指由细菌、真菌或其他微生物在生活过程中所产生的具有抗病原体或其他活性的一类物质。

1. β－内酰胺类抗生素——头孢菌素类

(1)头孢拉定(一代头孢菌素)[先锋霉素Ⅵ]

临床应用:对耐药性金黄色葡萄球菌及其他多种对广谱抗生素耐药的杆菌等有迅速而可靠的杀菌作用。其主要应用于泌尿系统感染、呼吸系统感染、软组织感染等。

注意事项:偶有胃肠道功能紊乱如恶心、呕吐、腹泻以及皮疹、荨麻疹等,和青霉素有部分交叉过敏。

(2)头孢呋辛钠(二代头孢菌素)

临床应用:主要应用于敏感的革兰阴性菌所致的呼吸道、泌尿系统、皮肤和软组织、骨和关节等的感染。

注意事项:

①对青霉素过敏或过敏体质者慎用。

②不良反应有皮肤瘙痒、胃肠道反应、肾功能改变等。

③能引起伪膜性肠炎,应警惕。

(3)头孢曲松钠(三代头孢菌素)

临床应用:用于敏感致病菌所致的下呼吸道感染、尿路感染、胆道感染以及腹腔感染、皮肤软组织感染、骨和关节感染、败血症、脑膜炎等。

注意事项:有胃肠道疾病史者慎用,和青霉素有部分交叉过敏。

2. 氨基糖苷类抗生素——硫酸庆大霉素

临床应用:本品为广谱抗生素,对多种革兰阴性菌及阳性菌都具有抑菌和杀菌作用。其主要用于败血症、呼吸道感染、胆道感染、腹膜炎、尿路感染等。

注意事项:

(1)交叉过敏,对一种氨基糖苷类抗生素过敏者禁用。脑神经损害、重症肌无力或帕金森病及肾功能损害者慎用。

(2)本品用药过程中可能出现听力减退、耳鸣或耳部饱满感等耳毒性反应,对前庭神经影响较大,可出现头昏、眩晕、耳鸣等。

(3)肾功能不全者应注意肾毒性反应。

（4）本品不宜静脉推注。

3. 四环素类——四环素

临床应用：可用于敏感微生物所致的立克次氏体病、支原体属感染、衣原体属感染、兔热病、鼠热等。

注意事项：本品宜空腹服用，不良反应有胃肠道症状、变态反应及二重感染等，服药时应多饮水，避免卧床服药，以免滞留食管引起溃疡。本品可致肝毒性和肾毒性，肝、肾功能不全者慎用。

4. 大环内酯类抗生素

（1）琥乙红霉素［利君沙］

临床应用：主要用于链球菌、耐药金黄色葡萄球菌所致的各种严重感染，如败血症、脓毒血症、肺炎、扁桃体炎、支气管炎、百日咳、中耳炎、牙科疾患等。

注意事项：有消化道反应，如恶心、呕吐、腹痛、腹泻等。偶可引起肝脏损害，表现黄疸与谷丙转氨酶升高，原有肝病患者慎用。

（2）阿奇霉素

临床应用：本品的抗菌谱与红霉素相近，作用较强。

注意事项：有胃肠道反应、皮肤反应、神经系统反应，少数出现白细胞减少，肝、肾功能不全者慎用。

5. 其他类——克林霉素

临床应用：主要用于厌氧菌引起的腹腔感染，还用于敏感的革兰氏阳性菌引起的呼吸道、关节和软组织、骨组织、胆道等感染及败血症、心内膜炎等，是金黄色葡萄球菌骨髓炎的首选治疗药物。

注意事项：

（1）与林可霉素间有交叉过敏。

（2）肝功能不全者慎用。

（3）因不能透过血脑屏障，不用于脑膜炎。

（二）化学合成的抗菌药

1. 磺胺类——复方磺胺甲噁唑［复方新诺明］

临床应用：可用于支气管炎、肺部感染、尿路感染、伤寒、菌痢等。

注意事项：

（1）同时服用等量碳酸氢钠，并多喝水。

（2）副作用有白细胞减少、皮疹、胃肠道刺激等。

（3）蚕豆病患者不宜服用。

2. 喹诺酮类

（1）环丙沙星［悉复欢］

临床应用：本品对革兰阴性菌有强大的抗菌作用，对葡萄球菌、肺炎双球菌也有良好的抗菌作用，主要用于泌尿生殖系、肠道、呼吸道、骨关节、皮肤软组织等感染。

注意事项：

①常见的副作用为皮疹，胃肠道反应，如恶心、上腹部不适等，出现反应应立即停药并给予适当治疗，但禁用抑制胃肠道蠕动药。使用药物过程中可发生光敏反应，应避免过度暴露于阳

光,出现光敏反应应立即停药。

②对本品过敏者禁用。

③大剂量使用或尿液 pH 值在 7 以上时可发生结晶尿,应大量饮水,保持 24 h 排尿量在 1 200 mL 以上。

④严重肝功能障碍者慎用。肾功能减退者应调整给药剂量。原有中枢神经系统疾病如癫痫者应避免使用。

(2)左氧氟沙星

临床应用:本品适用于敏感菌引起的泌尿生殖系统感染、呼吸道感染、急性单纯性下尿路感染、细菌性前列腺炎、骨和关节感染、败血症等全身感染。

注意事项:

①用药期间应避免过度暴露于阳光,出现光敏反应或皮肤损伤应停用本品。大剂量使用或尿液 pH 值在 7 以上时可发生结晶尿,应大量饮水,保持 24 h 排尿量在 1 200 mL 以上。

②对喹诺酮药物过敏者、癫痫患者、孕妇及 18 岁以下青少年禁用。肾功能和肝功能减退者,应根据情况调整剂量。

③性病患者治疗时应进行梅毒血清学检查,以免耽误对梅毒的治疗。

④本品注射液不宜与其他药品混合滴注。

3.硝咪唑类——甲硝唑[灭滴灵]

临床应用:治疗阿米巴病、抗厌氧菌等作用。

注意事项:可有食欲减退、恶心、腹泻等胃肠道症状。有器质性中枢神经系统疾病及血液病患者禁用。

(三)抗真菌药

1.伊曲康唑

临床应用:主要应用于深部真菌所引起的系统感染,也可用于念珠菌病和曲菌病。

注意事项:肝、肾功能不全者,心脏病患者应慎用。

2.氟康唑

临床应用:应用于敏感菌所致的各种真菌感染,如隐球菌性脑膜炎、复发性口咽念珠菌病等。

注意事项:对本药或其他吡咯类药过敏者禁用,用药期间应监测肝、肾功能。

(四)抗病毒药

1.利巴韦林[病毒唑、三氮唑核苷]

临床应用:适用于呼吸道合胞病毒引起的病毒性肺炎与支气管炎、皮肤疱疹病毒感染。

注意事项:严重贫血、肝功能异常者慎用。

2.阿昔洛韦[无环鸟苷]

临床应用:治疗单纯性疱疹、带状疱疹、疱疹性角膜炎、生殖器疱疹。

注意事项:常见的副作用有胃肠功能紊乱、头痛、斑疹,对肾功能有损伤的患者应调整剂量。

(五)抗疟药

青蒿琥酯

临床应用:主要用于控制疟疾症状。该药适用于脑型疟疾及各种危重疟症的抢救。

注意事项:孕妇应慎用。

二、镇痛药

(一)吗啡

临床应用:

(1)镇痛(现仅用于创伤、手术、烧伤等引起的剧痛);

(2)心肌梗死;

(3)心源性哮喘;

(4)麻醉前给药。

注意事项:

(1)强效镇痛药因连续使用可致成瘾性,故此类药物又称为"麻醉性镇痛药",仅限于急性剧烈疼痛的短期使用或晚期癌性疼痛,属于严格管理的药物之一,应按《国家麻醉药品管理办法》执行。

(2)禁与以下药物混合注射:氯丙嗪、异丙嗪、氨茶碱、巴比妥类、苯妥英钠、碳酸氢钠、哌替啶等。

(3)胆绞痛、肾绞痛需与阿托品合用。

(4)应用过量,可致急性中毒,解救可用纳洛酮 0.4~0.8 mg 静脉注射或肌内注射,或将纳洛酮 2 mg 溶于生理盐水或 5% 葡萄糖液 500 mL 内静脉滴注。

(二)曲马多

临床应用:用于中、重度急慢性疼痛,亦用于术后痛、创伤痛、癌性痛、关节痛及神经痛。

注意事项:近年有成瘾报道。我国按二类精神药品管理本品。

(三)罗通定

临床应用:用于因疼痛而失眠的患者,亦可用于胃溃疡及十二直肠溃疡的疼痛。

注意事项:用于镇痛时可出现嗜睡,此外可见眩晕、乏力及恶心等。

三、抗变态反应药物

(一)盐酸异丙嗪[非那根]

临床应用:临床用于过敏性疾病、晕船、晕车及人工冬眠等。

注意事项:

(1)忌与碱性药物及生物碱类药物配伍。

(2)因有刺激性,不作皮下注射。

(3)肝、肾功能减退者慎用。

(4)服药期间避免驾驶车辆及管理机器。

(二)苯海拉明

临床应用:适用于过敏性疾病;镇静安眠和手术前给药;抗帕金森病和药物所致锥体外系症状;防晕止吐。

注意事项:

(1)对本品过敏者禁用。

(2)有头晕、嗜睡等副作用,驾驶员、精密仪器操作者不宜使用。

(3)防止药物过量中毒引起的意识障碍等症状。

(4)偶可发生皮疹与粒细胞减少等。

（三）氯雷他定［开瑞坦］

临床应用：适用于治疗过敏性鼻炎、过敏性结膜炎、急性或慢性荨麻疹和其他过敏性皮肤病。

注意事项：有显著肝功能障碍的患者应尽量避免服用本品，对本品过敏者禁用。

四、主要作用于心血管系统急救用药

（一）抗心律失常药

1. 美托洛尔［倍他乐克］

临床应用：适用于各型高血压及心绞痛，也用于各种原因所致的心律失常，如房性及室性早搏、窦性及室上性心动过速、心房纤颤等。

注意事项：

（1）偶有胃部不适、眩晕、头痛、失眠等。

（2）哮喘患者不宜应用大剂量，应用一般剂量时也分为 3～4 次。

（3）严重支气管痉挛患者、肝肾功能不全者、糖尿病及甲状腺功能亢进患者慎用。

（4）Ⅱ、Ⅲ度房室传导阻滞、严重窦性心动过缓、低血压患者禁用。

2. 利多卡因

临床应用：为局麻药和抗心律失常药，用于室性心动过速、频发室性早搏，也用于急性心肌梗死发生后预防心律失常的发生。对洋地黄中毒所致的室性心动过速疗效显著，但对室上性心律失常基本无效。

注意事项：

（1）有头昏、嗜睡、呆滞、视力模糊、听力减退等。

（2）过量时可引起低血压，抑制心室传导。

（3）静滴速度超过 50 μg/kg/min 或血药浓度超过 5 μg/mL 时，可出现痉挛。

3. 普罗帕酮［心律平］

临床应用：本品为广谱抗心律失常药。其主要用于预防和防治室性或室上性异位搏动、室性及室上性心动过速、预激综合症。

注意事项：

（1）少数患者可出现口干、头痛、眩晕、胃肠道不适、胆汁郁滞性肝损害等。

（2）对窦房结功能障碍、严重房室传导阻滞、双束支传导阻滞、心源性休克者禁用。

（3）肝、肾功能不全，严重窦性心动过缓，低血压者慎用。

（二）防治心绞痛药

1. 硝酸甘油

临床应用：主要用于缓解心绞痛，也可用于防止心绞痛发作。

用法用量：成人一次用 0.25～0.5 mg 舌下含服。注射用于控制性降压或治疗心力衰竭：用 5% 葡萄糖注射液或氯化钠注射液稀释后静脉滴注，开始剂量为 5 μg/min，最好用输液泵恒速输入。

注意事项：常见有搏动性头痛、心动过速、面部潮红等，不作口服给药。

2. 硝苯地平［心痛定］

临床应用：为较好抗心绞痛药，特别适用于防治变异型心绞痛和冠状动脉痉挛所致的心绞痛。

用法用量:口服或舌下含服 5~10 mg/次,3 次/日。

注意事项:有面部潮红、心悸、水肿,个别有舌麻、口干、发汗、头痛、恶心、食欲不振等。用量宜从小剂量开始,以防血压急剧下降,偶见直立性低血压。

(三)降血压药

降血压药最常用的有如下几类:

①利尿降压药:氢氯噻嗪;

②钙拮抗药:硝苯地平、氨氯地平;

③β 受体阻断药:美托洛尔;

④血管紧张素转换酶抑制药:卡托普利;

⑤血管紧张素 Ⅱ AT1 受体阻断药:厄贝沙坦;

⑥影响交感神经递质的药物:复方利血平。

1. 氢氯噻嗪[双氢克尿塞]

临床应用:是常用的基础降压药,适用于早、中期高血压。目前临床上多与其他药合用。

注意事项:

(1)长期应用可导致电解质紊乱,特别是低钾。为防止电解质紊乱,宜间歇用药。

(2)本品可诱发或增强强心苷对心脏的毒性作用,若与强心苷合用,应注意补钾。

(3)可引起高血糖症,糖尿病患者应慎用。严重肾功能不良者应禁用。

(4)有痛风患者可诱发痛风的发作或使其症状加重。

(5)在血氨增高的肝硬化患者可诱发肝昏迷,应慎用或禁用。

(6)严重肾功能不良者应禁用。

2. 硝苯地平[心痛定]

参见防治心绞痛药。

3. 氨氯地平[络活喜]

临床应用:适用于各种类型的高血压,降压平稳,持续时间长。

注意事项:不良反应常见有心悸、头痛、面部潮红、水肿。

4. 美托洛尔[倍他乐克]

临床应用:用于治疗各型高血压及心绞痛,静脉注射对心律失常、特别是室上性心律失常也有效。

注意事项:参见抗心律失常药。

5. 卡托普利[开搏通]

临床应用:本品对各种类型的高血压均有明显的降压作用。

注意事项:常有皮疹、瘙痒,偶有咳嗽。

6. 厄贝沙坦

临床应用:用于治疗原发性高血压、合并高血压的 Ⅱ 型糖尿病肾病的治疗。

注意事项:常有头痛、头晕,孕妇、哺乳期妇女和对本品过敏者禁用。

7. 复方利血平

临床应用:为复方制剂,适用于早期和中期高血压病。

注意事项:用药期间出现明显抑郁症状,即应减量或停药。

五、抗休克的血管活性药

在抗休克治疗中,该类药能改善微循环血流障碍,升血压,抗休克。

(一)盐酸肾上腺素

临床应用:主要用于过敏性疾病,如过敏性休克、血管神经性水肿、心跳骤停、支气管哮喘。

用法用量:

(1)抢救过敏性休克:皮下注射或肌注 0.5～1 mg,也可用 0.1～0.5 mg 缓慢静注(以 0.9% 氯化钠注射液稀释到 10 mL),若疗效不好,可改用 4～8 mg 静滴(溶于 5% 葡萄糖注射液 500～1 000 mL)。

(2)心跳骤停,0.1% 注射液 0.25～0.5 mL/次静注或心内注射。

(3)支气管哮喘,皮下注射或肌内注射 0.1% 肾上腺素 0.2～0.5 mL/次。

注意事项:可出现心悸、血压升高、头痛、恶心、呕吐,用量过大或皮下注射误入血管,可引起血压突然上升而导致脑溢血。

(二)间羟胺[阿拉明]

临床应用:用于各种休克及手术时的低血压,也可用于心肌梗死性休克。

用法用量:

(1)肌肉或皮下注射 5～10 mg/次,1 次/30～60 min。

(2)静注,紧急情况下可直接缓慢静注 0.5～5 mg/次,然后继以静滴。

(3)静滴,以 10～40 mg 加入 5% 葡萄糖水或生理盐水 500 mL 中,以每分钟 20～30 滴速度滴注或根据血压调整滴速。

注意事项:有头痛、头晕、心悸、心动过速,静脉用药外溢可引起组织坏死。对高血压、充血性心衰、甲状腺功能亢进、糖尿病等患者禁用。

六、主要作用于呼吸系统的药物

(一)祛痰药

1.氨溴索[沐舒坦]

临床应用:祛痰作用好,且毒性小,耐受性好。

注意事项:不良反应较少,仅少数有轻微的胃肠道反应,偶见皮疹。对本品过敏者禁用,出现过敏症状应立即停药。

2.稀化粘素

临床应用:用于急性和慢性支气管炎、鼻窦炎、肺结核及各种原因所致慢性阻塞性肺疾患。

注意事项:宜在餐前 30 min 整粒吞服。偶见恶心、胃肠道不适。

(二)镇咳药

1.磷酸可待因

临床应用:其是目前治疗各种原因引起无痰干咳及剧烈频繁咳嗽最有效药物之一。

注意事项:

(1)常规反应为口干、便秘、头晕、心悸,不影响治疗。

(2)痰多黏稠、不易咳出者,不宜使用。

(3)用药期间不宜驾车及高空作业等。

(4)本品为麻醉药品,长期使用会成瘾,应控制使用。

2. 氢溴酸右美沙芬

临床应用:镇咳作用与可待因相似或较强,无镇痛作用,也无依赖性,用于各种原因引起的干咳。

注意事项:痰量多者慎用。

(三)平喘药

1. β2 受体激动剂

(1)沙丁胺醇

临床应用:适用于支气管哮喘、喘息型支气管炎及其他伴有支气管痉挛的呼吸道疾病。

注意事项:有震颤、恶心、心动过速等副作用。高血压、心功能不全、甲亢患者慎用。

(2)丙卡特罗

临床应用:松弛支气管平滑肌,对抗呼吸道过敏介质。

注意事项:甲状腺功能亢进、高血压病、心脏病和糖尿病患者慎用。

2. 肾上腺皮质激素——布地奈德

临床应用:用于肾上腺皮质激素依赖性或非依赖性支气管哮喘及喘息性支气管炎患者和慢性阻塞性肺病。

注意事项:对本品过敏者和中度及重度支气管扩张症患者禁用,活动性肺结核及呼吸道真菌、病毒感染者慎用。

3. 黄嘌呤类药物——氨茶碱

临床应用:可用于支气管哮喘、充血性心力衰竭,心源性水肿,心源性哮喘。

注意事项:

(1)口服可引起恶心、呕吐等局部刺激反应。

(2)若静注用量大、浓度高、注射过速,可强烈兴奋心脏,引起心悸、心律失常,甚至血压剧降,注意掌握速度与剂量。

(3)急性心肌梗死、伴有血压显著降低忌用。

七、主要作用于消化系统的药物

(一)抗酸药——铝碳酸镁

临床应用:主要用于胃及十二指肠溃疡、反流性食管炎、急慢性胃炎和十二指肠球炎等,也用于胃酸过多引起的胃部不适,如胃灼痛、胃灼热、反酸及腹胀、恶心、呕吐等的对症治疗。

注意事项:胃肠道蠕动功能不全和严重肾功能障碍者慎用。与四环素类、喹诺酮类、铁剂、抗凝剂、脱氧胆酸、地高辛以及 H2 受体拮抗药等合用可能干扰多种药物的吸收,必须合用时应错开服药时间至少 1～2 h。

(二)抑制胃酸分泌及质子泵抑制剂

1. 法莫替丁

临床应用:主要用于十二指肠溃疡、胃溃疡、应激性溃疡、吻合口溃疡、反流性食管炎、上消化道出血等。

注意事项:

(1)可有口干、腹泻、便秘、胃肠胀气、皮疹等症状。

(2)孕妇、哺乳期妇女禁用。

(3)肝、肾功能不全者慎用。

2. 奥美拉唑

临床应用:本品抑制酸的作用强大而持久。其主要用于十二指肠溃疡、胃溃疡、上消化道出血、反流性食管炎,与阿莫西林和克拉霉素或与甲硝唑与克拉霉素合用,可以杀灭幽门螺杆菌。

注意事项:可有头痛、腹泻、便秘、胃肠胀气、皮疹等。严重肾功能不全者禁用。严重肝功能不全者慎用,必要时剂量减半。

(三)胃黏膜保护剂

枸橼酸铋钾(丽珠得乐)

临床应用:用于胃及十二指肠溃疡的治疗,也用于复合溃疡、多发溃疡、吻合口溃疡和糜烂性胃炎等。

注意事项:

(1)服用本品期间不得服用其他铋制剂且不宜大剂量长期服用。

(2)血药浓度超过 $0.1\ \mu g/\ mL$ 后有发生神经毒性的危险。

(3)肝、肾功能不全者应减量或慎用。严重肾病患者及妊娠期妇女禁用。

(四)胃肠解痉药

1. 阿托品

临床应用:临床用于缓解内脏绞痛,如胃痉挛、肠绞痛、肾绞痛、胆绞痛、胃及十二指肠溃疡等。

用法用量:肌内注射和皮下注射及静脉注射。缓解内脏绞痛时,每次皮下注射 $0.5\ mg$。

注意事项:常见副作用是口干、心悸、瞳孔散大、视力模糊、皮肤干燥、尿潴留等,青光眼病人禁用。

2. 山莨菪碱[654-2]

临床应用:作用与阿托品相似或稍弱,用于感染中毒性休克、各种神经痛、血管性疾患、平滑肌痉挛。

注意事项:不良反应与阿托品相似。

(五)促胃肠动力药

1. 多潘立酮[吗丁啉]

临床应用:用于胃肠胀满、食管反流、恶心、呕吐,尤对放疗药物等原因引起恶心呕吐有效。

注意事项:血脑屏障渗透力差。无明显精神和神经副作用。与抗胆碱能药物合用会减弱本品的抗消化不良的作用。嗜铬细胞瘤、乳腺癌、机械性肠梗阻、胃肠道出血禁用。

2. 甲氧氯普胺[胃复安]

临床应用:本品具有强大的中枢性镇吐作用,用于治疗慢性功能性消化不良引起的胃肠运动障碍,如恶心、呕吐等。

注意事项:

(1)遇光变成黄色或黄棕色后毒性增强。

(2)肝、肾衰竭患者慎用。

(3)禁用于嗜铬细胞瘤、癫痫、乳腺癌、机械性肠梗阻、胃肠道出血等。

(4)不良反应多为嗜睡、疲乏等轻微反应,偶有震颤、泌乳、男性乳房发育。

（六）泻药和止泻药

1. 泻药

（1）酚酞［果导］

临床应用：为刺激性泻药，用于治疗习惯性、顽固性便秘。

注意事项：阑尾炎、直肠出血未明确诊断、充血性心力衰竭、高血压、肠梗阻禁用。可使尿色变成橘红色。长期应用可使血糖升高、血钾降低，引起对药物的依赖性。

（2）开塞露

临床应用：为润滑性泻药，用于大便干硬等较轻便秘。

注意事项：注药导管的顶端剪开后（开口应光滑），缓慢送入肛门，避免损伤直肠黏膜。

（3）麻仁

临床应用：润肠通便，用于肠燥便秘。

注意事项：忌食生冷、油腻、辛辣食品，对本品过敏者禁用，过敏体质者慎用。

2. 止泻药

（1）盐酸洛哌丁胺［易蒙停］

临床应用：止泻药，用于各种病因引起的急、慢性腹泻。

注意事项：偶见口干、胃肠痉挛、皮肤过敏。禁用于肠梗阻、便秘者，不单独用于细菌性痢疾。服用本品应补充水电解质。

（2）蒙脱石散［思密达］

临床应用：

（1）适用于急、慢性腹泻。

（2）反流性食管炎，胃十二指肠溃疡、结肠疾病疼痛的对症治疗。

（3）肠易激综合征的症状治疗。

用法用量：将本品倒入 50 mL 温水中，摇匀后服用。成人：3 g/次，3 次/日。急性腹泻服用本品治疗时，首次剂量加倍。

注意事项：治疗急性腹泻，应注意纠正脱水。若需服用其他药物，建议与本品间隔一段时间。过量服用，易致便秘。

（七）微生态药物——双歧杆菌乳杆菌三联活菌（金双歧）

临床应用：用于肠道菌群失调引起腹泻、腹胀等，也用于慢性腹泻和轻、中型急性腹泻，以调节肠道功能，对缓解便秘也有较好疗效。

注意事项：抗酸药、抗菌药与本品合用可减弱其疗效，不应合用。适宜于冷藏保存。

（八）利胆药——茴三硫

临床应用：促进胆汁、胆酸、胆色素分泌，增强肝脏解毒功能，用于胆囊炎、胆结石及消化不适，并用于急、慢性肝炎的辅助治疗。

注意事项：

（1）长期服用可致甲状腺功能亢进。

（2）对本品过敏者及胆道阻塞患者禁用。

八、主要作用于泌尿系统的药物

（一）利尿药

1. 氢氯噻嗪［双氢克尿塞］

临床应用：主要用于各型水肿，以心源性水肿疗效较好，对肾性和肝性水肿也有效。

注意事项：参见降血压药。

2. 呋塞米［速尿］

临床应用：本药作用迅速、强而短暂，在其他利尿药不起效时仍可显效，用于各种水肿，如肾性水肿、脑水肿、肺水肿、肝硬化腹水、功能性周围性水肿等。

注意事项：

（1）用量过大或连续应用时易致电解质紊乱，可引起低血钠、低血钾、低血钙。

（2）大剂量静脉注射可引起急性听力减退或暂时性耳聋，除控制用量和注射速度外，应避免与氨基糖苷类抗生素同时使用。

（3）偶见皮疹和粒细胞缺乏症。

（4）禁用于对本品及噻嗪类利尿药或其他磺酰胺类药物过敏者。

（二）脱水药

甘露醇

临床应用：系渗透性利尿药，可用于脑水肿及青光眼的治疗，降低颅内压及眼内压。

用法用量：一般成人用 20% 溶液 250 mL，于 15 ~ 20 min 内滴注完毕，必要时可每 4 ~ 6 h 一次或与 50% 葡萄糖溶液 60 mL 交替使用。

注意事项：

（1）本品注射液浓度高，低温时易析出结晶，使用前须以热水（80 ℃）浸泡药瓶，并振摇使之溶解。

（2）注射过快可引起头痛、眩晕、畏寒、视力模糊、心悸、肺水肿等。

（3）在心功能不全、活动性颅内出血、肾功能衰竭时禁用。

测试题

一、判断题

001. 胃肠痉挛腹痛病人可用去痛片止痛。

    A. 对

    B. 错

002. 心痛定不适用于治疗各种类型的高血压。

    A. 对

    B. 错

003. 联邦止咳露又叫必嗽平。

    A. 对

    B. 错

004. 地高辛不属于强心药。

    A. 对

    B. 错

005. 复方降压片是治疗高血压的药。
    A. 对
    B. 错

006. 复方甘草合剂属于祛痰药。
    A. 对
    B. 错

007. 心得安没有降压作用。
    A. 对
    B. 错

008. 必嗽平不是祛痰药。
    A. 对
    B. 错

009. 心律干不是广谱抗心律失常药。
    A. 对
    B. 错

010. 心痛定是治疗高血压的药。
    A. 对
    B. 错

011. 船上对胆绞痛病人也可单独使用度冷丁肌肉注射。
    A. 对
    B. 错

二、单选题

001. 以下_____是促胃动力药。
    A. 兰索拉唑
    B. 吗丁啉
    C. 铝碳酸镁

002. 可用于腹腔感染的抗生素是_____。
    A. 扑尔敏
    B. 酵母片
    C. 克林霉素

003. 下列_____不是抗生素。
    A. 强的松
    B. 青霉素
    C. 庆大霉素

004. 阿托品的药理作用为_____。
    A. 解除平滑肌的痉挛
    B. 缩瞳
    C. 促进腺体分泌

005. 茴三硫是_____类药。

    A. 止喘药

    B. 利胆药

    C. 祛痰药

006. 硫酸庆大霉素不宜用于_____。

    A. 静脉滴注

    B. 肌肉注射

    C. 静脉推注

007. 酚酞(果导)的临床作用是_____。

    A. 止泻

    B. 导泄

    C. 消化道溃疡

008. 18 岁以下青少年禁用的药物是_____。

    A. 左氧氟沙星

    B. 四环素

    C. 克林霉素

009. _____有治疗过敏性疾病、防晕止吐、镇静安眠和手术前给药的作用。

    A. 苯海拉明

    B. 开瑞坦

    C. 吗丁啉

010. _____适用于各型高血压及心绞痛,也用于各种原因所致的心律失常。

    A. 利多卡因

    B. 美托洛尔(倍他乐克)

    C. 开搏通

011. _____为广谱抗心律失常药。

    A. 心痛定

    B. 络活喜

    C. 普罗帕酮(心律平)

012. _____对严重支气管痉挛患者禁用。

    A. 美托洛尔(倍他乐克)

    B. 硝酸甘油

    C. 心痛定

013. 噻嗪类利尿药是利尿降压药中最常用的一类,长期应用可导致电解质紊乱,特别是低钾,

    如_____。

    A. 双氢克尿塞

    B. 心痛定

    C. 开搏通

014. _____主要用于过敏性疾病,如过敏性休克。

    A. 硝酸甘油

    B. 盐酸肾上腺素

C. 西地兰

015. _____为溴己新在体内的活性代谢产物,其祛痰作用显著超过溴己新,且毒性小、耐受性好。
  A. 氨溴索(沐舒坦)
  B. 氨茶碱
  C. 联邦止咳露

016. _____为平喘药,是β2受体激动剂。
  A. 沙丁胺醇
  B. 沐舒坦
  C. 联邦止咳露

017. _____属于止泻药,若需服用其他药物,建议与本品间隔一段时间。
  A. 蒙脱石散(思密达)
  B. 果导
  C. 开塞露

018. 可用于治疗单纯性疱疹、带状疱疹、疱疹性角膜炎、生殖器疱疹的药物是_____。
  A. 灭滴灵
  B. 阿昔洛韦
  C. 氟康唑

019. 颅脑损伤时,_____药物禁用。
  A. 青霉素
  B. 去痛片
  C. 度冷丁

020. 船舶药品分类方法为_____。
  A. 口服、外用、剧毒、控制
  B. 药价
  C. 中西药

021. _____药物治疗过敏性疾病晕船及人工冬眠。
  A. 安定
  B. 非那根
  C. 氟哌酸

022. 间羟胺不可用于_____。
  A. 心梗
  B. 高血压
  C. 各型休克

023. 氢氯噻嗪属_____类降压药。
  A. 钙拮抗剂
  B. β受体阻滞剂
  C. 利尿降压剂

参考答案

一、判断题

001. A。

002. B。

003. B。必嗽平即是盐酸溴己新片,属于化痰药。

004. B。

005. A。

006. A。复方甘草合剂中甘草流浸膏为保护性祛痰剂;复方樟脑酊为镇咳药,有镇咳祛痰作用。

007. B。心得安又名普萘洛尔,可用于治疗高血压。

008. B。

009. B。心律平是广谱抗心律失常药,对多种心律失常有较好的治疗效果。

010. A。因为度冷丁有可能导致胆囊括约肌痉挛,所有要配合解除痉挛,和阿托品一起用,止痛又可以解痉,使止痛效果明显。

011. B。

二、单选题

001. B。

002. C。克林霉素主要用于厌氧菌引起的腹腔感染。

003. A。

004. A。

005. B。

006. C。

007. B。

008. A。因为这类药物影响18岁以下孩子骨骼发育,所以一般禁用。

009. A。

010. B。

011. C。

012. A。因为美托洛尔(倍他乐克)不良反应有气急、支气管哮喘或有气喘症状者可发生支气管痉。

013. A。

014. B。

015. A。

016. A。

017. A。避免影响其他药物的吸收。

018. B。

019. C。

020. A。

021. B。

022. B。
023. C。

第四节　船舶常用医疗器械

主要知识点

医疗器械是指单独或者组合使用于人体的仪器、设备、器具、材料或者其他物品,包括所需要的软件。本节推荐了船上使用的常见医疗器械,有关部门应予以及时保障供给。

一、船舶常用医疗器械(包括部分设备,见表4-1)

表4-1　船舶常用医疗器械(包括部分设备)一览表

名称	数量	名称	数量
医用卫生口罩	5个	止血带	2条
导尿包	1个	热水袋	1个
夹板(大、中、小)	各1对	便携式氧气瓶或氧气袋	1个
血压计(汞式和表式)	1个	医用无菌纱布	若干
听诊器	1个	一次性注射器2~50 mL	各5支
输液架	2个	一次性输液器	5套
红十字箱	2个	头皮针	5个
手电筒和应急灯	2个	换药包	1个
小手术器械(包)	1个	纱布绷带	15卷
清创包	1个	弹力绷带	10卷
体温计	2支	乳胶手套	5副
医用胶布	3卷	医用脱脂棉	若干

二、器械包的配置

(1)小手术器械包(见表4-2):

表4-2　小手术器械包

名称	单位	数量	名称	单位	数量
止血钳	把	2	小拉钩	个	2
持针钳	把	1	剪刀	把	1
无齿镊	把	1	弯盘	个	1
齿镊	把	1	指示卡	个	2
刀柄	把	1	孔巾	块	1
刀片	个	1	无菌纱块	若干	
缝合线(约50 cm长)(缝合针另备)	条	1	—		

(2)换药包:镊子2把、换药碗2个、无菌纱布4块、无菌干棉球若干等组成。

(3)导尿包:一次性使用无菌导尿管(12#或14#)1根、一次性使用引流袋1个、止血钳2把、腰形盘1个、无菌石蜡油(约5 mL)1瓶、孔巾1块、橡胶医用手套1副、脱脂纱布块3块、密封式碘伏棉球3个等组成。

第五章 消毒与灭菌

第一节 常用医疗物品的消毒和灭菌法

主要知识点

凡用物理方法及化学灭菌剂彻底消灭与伤口或手术区接触的物品上所附着的细菌,以防止手术感染的方法,称灭菌法。灭菌法能杀灭一切活的微生物(包括细菌芽孢等)。

从医疗的角度,既要掌握灭菌和消毒在概念上的区别,更需关注其目的和效果。灭菌和消毒都必须能杀灭所有病原微生物和其他有害微生物,达到无菌的要求。

常用的物理消毒和灭菌方法有湿热、干热和电离辐射等。其中在医院内以高温如烧灼、煮沸消毒、高压蒸气灭菌、巴氏消毒法等的应用最为普遍。手术器械和应用物品如手术衣、手术巾、纱布、盆罐以及各种常用手术器械等都可用高温来灭菌。电离辐射(包括紫外线、红外线、微波、γ射线和高能电子束等)主要用于药物如抗生素、激素、维生素等的制备过程,还包括一次性医用敷料、手术衣和巾、容器、注射器及缝线的灭菌。紫外线可以杀灭悬浮在空气中和附于物体表面的细菌、真菌、支原体和病毒等,常用于室内空气的灭菌。某些药液的蒸气(如甲醛)可渗入纸张、衣料和被服等而发挥灭菌作用。

化学消毒和灭菌法是指用化学消毒剂达到消毒目的的方法。按照杀灭微生物的强度,将消毒剂分为三大类:

①高效消毒剂,可杀灭所有微生物的消毒剂,如戊二醛、甲醛、环氧乙烷及过氧乙酸等;

②中效消毒剂,可杀灭细菌繁殖体和大多数种类的真菌及病毒,但不能杀灭细菌芽孢的消毒剂,如碘酊及碘伏、乙醇及异丙醇等;

③低效消毒剂,可杀灭多种细菌繁殖体,但不能杀灭细菌芽孢及抵抗力较强的某些真菌和病毒的消毒剂,如氯己定(商品名洗必泰)、苯扎溴铵(商品名新洁尔灭)、高锰酸钾溶液等。

使用消毒与灭菌方法,应首选物理灭菌法。在使用化学消毒法时,应注意以下问题:

①根据消毒对象或物品的种类和目的,选用适合的消毒剂;

②注意消毒剂的正确使用浓度和作用时间;

③许多消毒剂不稳定,在稀释使用时应现配现用。大多数用于消毒的药物虽能杀灭细菌、芽孢、真菌等一切能引起感染的微生物,但对人体正常组织常有较大损害。只有几种毒性很小的消毒药物才适用于手术人员及病人皮肤的消毒。船上医疗手术操作中,手术人员双手及前臂消毒,浸泡于85%的酒精比75%的酒精效果好。

测试题

一、判断题

001. 无菌盐水及酒精棉球每周灭菌一次。

　　A. 对

　　B. 错

002. 手术人员双手及前臂消毒,浸泡于75%的酒精或0.1%的新洁尔灭溶液内2~3 min。

　　A. 对

　　B. 错

003. 无菌物品必须保存在无菌包或无菌容器内,不可暴露在空气里。

　　A. 对

　　B. 错

004. 船上医疗手术操作中,手术人员双手及前臂消毒,浸泡于85%的酒精比75%的酒精效果好。

　　A. 对

　　B. 错

005. 燃烧灭菌法和煮沸消毒、高压蒸气灭菌均为灭菌方法,其中燃烧灭菌法不可靠。

　　A. 对

　　B. 错

二、单选题

001. 高压蒸汽灭菌,蒸汽压力1.05~14 kg/cm²,需_____可杀死所有细菌。

　　A. 30 min

　　B. 60 min

　　C. 90 min

002. 经高压消毒的医疗用品,灭菌有效期限为_____。

　　A. 1周

　　B. 2周

　　C. 1月

003. 不适合热力灭菌的医疗器械,如内腔镜,可用_____。

　　A. 1∶1 000新洁尔灭、75%酒精浸泡

　　B. 1∶1 000洗必泰、75%酒精浸泡

　　C. 75%酒精、1∶1 000洗必泰、1∶1 000新洁尔灭浸泡

004. 用1∶1 000新洁尔灭浸泡消毒医疗器械,消毒液更换时限为_____。

　　A. 2周

　　B. 2天

　　C. 1周

005. 布类、玻璃类最好采用_____灭菌法。

　　A. 煮沸灭菌法

B.高压蒸气灭菌法

C.火烧灭菌法

006.关于煮沸消毒法错误的是_____。

A.对于玻璃类物品需水开时放入

B.玻璃类物品需用纱布包裹

C.对于玻璃类物品需放入冷水中逐渐煮沸

007.酒精燃烧消毒的浓度是_____。

A.70%

B.50%

C.95%

008.经药物浸泡后的器械使用前需_____。

A.用灭菌等渗盐水将药液冲洗干净

B.用自来水将药液冲洗干净

C.不必冲洗

009.关于无菌物品的保管,错误的是_____。

A.无菌物品必须存放在无菌包内或无菌容器内

B.可暴露在空气里保管

C.无菌包存放1周未用,须重新灭菌后再用

010.打开无菌容器盖时,应将盖子_____放在桌面上。

A.无菌面朝上

B.无菌面朝下

C.任意

011.蒸笼灭菌法,水沸后至少需蒸_____。

A.15 min

B.30 min

C.60 min

012.蒸笼灭菌法,若要达到完全灭菌,可间歇灭菌,即每日灭菌一次,每次2 h,连续_____。

A.2 日

B.3 日

C.5 日

013.煮沸消毒法有效时间为_____。

A.6 h 内

B.12 h 内

C.24 h 内

014.常用的化学灭菌剂和消毒剂没有_____。

A.10% 甲醛溶液

B.1∶1 000 新洁尔灭溶液

C.95% 酒精

015.最好的灭菌方法是_____。

A. 煮沸消毒法

B. 蒸笼灭菌法

C. 高压蒸汽灭菌法

参考答案

一、判断题

001. B。

002. A。

003. A。

004. B。

005. B。

二、单选题

001. A。

002. B。

003. C。不适合热力灭菌的医疗器械,如内腔镜可采用浸泡方法消毒。

004. C。

005. B。

006. A。对于玻璃类物品需放入冷水中逐渐煮沸,水开时放入容易爆裂。

007. C。

008. A。用灭菌等渗盐水将药液冲洗干净后再使用;用自来水冲洗及用干净的敷料擦拭后器械被污染,不冲洗则消毒液将刺激皮肤及黏膜。

009. B。无菌物品必须在无菌环境下保管。

010. A。

011. C。

012. B。

013. C。

014. B。常用的化学灭菌剂和消毒剂有 75% 酒精。

015. C。

第二节　船舶常见传染病的消毒隔离措施

主要知识点

一、船舶上较常见的传染病的隔离措施

(一)流行性感冒(简称流感)

在流感流行时,应尽可能隔离患者至退热后 2 天。同时加强环境消毒,减少公众集会及集体活动,以防止疫情的进一步扩散。对易感人群及尚未发病者,亦可给予药物预防。预防流感的基本措施是接种疫苗。

（二）病毒性肝炎

甲型肝炎自发病之日起隔离三周。乙型急性期最好隔离至 HBsAg 阴转。恢复期不阴转者按携带者处理。丙型急性期隔离至病情稳定，尽可能调离与饮食有关的岗位。戊型自发病起隔离 3 周。丁型同甲型，同时做好环境卫生和个人卫生，加强对粪便、水源的管理，做好食品卫生、食具消毒等工作，防止"病从口入"。

（三）细菌性痢疾

其简称菌痢。急性期病人从症状消失，粪检阴性后，连续 2 次粪培养阴性后可解除隔离。同时要搞好个人及环境卫生，注意饮食及饮水卫生以切断传播途径。

（四）细菌性食物中毒

停止食用可疑食物后流行迅速停止。做好饮食卫生的宣传教育，不吃不洁、变质或未经煮熟的肉类食品。消灭苍蝇、鼠类、蟑螂等传播媒介。严格管理与检查食品，特别是腊肉、罐头等腌制食品或发酵的豆、面制品制作和保存。禁止食用变质食物。

（五）霍乱

腹泻停止后 2 天，隔日做大便检查，连续 3 次阴性即可解除隔离。同时要切断传播途径，对腹泻隔离治疗并进行登记、及时上报。对接触者应严密观察。改善环境卫生，加强饮水消毒和食品管理。对病人或带菌者的粪便与排泄物均应严格消毒，杀蛆灭蝇。

（六）黄热病

隔离病人至症状消失。黄热病作为 3 种国际检疫的传染病之一，对来自疫区的人员包括近期去过疫区的人员必须出示有效的黄热病预防接种证书，对疑似病人应进行留验观察，防蚊灭蚊是防止本病的重要措施。

（七）急性出血性结膜炎

对确诊患者应隔离治疗，并隔离至症状消失。患病期间禁止去公共浴池及游泳池。患者用过的毛巾、手帕等煮沸消毒。接触患者后应立即用肥皂和流水洗手，防止接触性传播。

（八）艾滋病

要求做到洁身自爱，保持忠贞单一的性关系。发生危险性行为时正确使用避孕套，不使用未经检测的血液及血液制品。不吸毒，不与别人共用针具吸毒。穿耳或身体穿刺、文身、针刺疗法或者任何需要侵入性的刺破皮肤的过程，都有一定的艾滋病病毒传播危险。

（九）疟疾

病愈后原虫检查阴性即解除隔离。

（十）破伤风

不需隔离。

二、船舶常见传染病的消毒方法

（一）常用以下术语表示物理或化学方法对微生物的杀灭程度

1. 灭菌

其指杀灭或去除物体上所有微生物的方法，包括抵抗力极强的细菌芽孢。

2. 消毒

其指杀死物体上病原微生物的方法，芽孢或非病原微生物可能仍存活。用以消毒的药品称为消毒剂。

3.防腐

其指防止或抑制体外细菌生长繁殖的方法。

4.无菌

其指没有活菌的意思。防止细菌进入人体或其他物品的操作技术,称为无菌操作。

（二）消毒的种类

1.疫源地的消毒

其指对目前存在或曾经存在传染源的地区进行消毒。其目的是杀灭由传染源排到外界环境中的病原体。

2.预防性消毒

其指未发现传染源,对可能受病原体污染的场所、物品和人体所进行的消毒措施,如饮水消毒、手术室和医护人员手的消毒等。

（三）消毒的方法

1.消毒杀菌及微生物的分类

根据消毒杀灭微生物的方法和种类不同分为物理和化学消毒法,根据作用强弱又可分为灭菌、高效、中效、低效四种消毒方法。具有不同消毒效果的化学消毒剂也分为高效、中效和低效消毒剂。

（1）灭菌法:可杀灭外界环境中的一切微生物。该类消毒方法有热力、电离辐射、微波等物理消毒法,应用高效消毒剂的化学消毒法。

（2）高效消毒法:可以杀灭一切致病微生物的消毒方法。其主要包括紫外线消毒法、应用臭氧、含氯消毒剂等进行消毒的方法。

（3）中效消毒法:杀灭除细菌芽孢以外的各种微生物。主要方法有超声波消毒法,应用中效消毒如含碘类、部分含氯消毒剂等也能达到这种效果。

（4）低效消毒法:只能消灭细菌繁殖体和亲脂病毒。此类物理学方法有通风换气、冲洗等。低效消毒剂如新洁尔灭、洗必泰等可达到这一效果。

2.常用消毒方法

（1）医疗工作中常用的有如下几种。

①热力灭菌法

A.煮沸消毒:简单易行,可杀死细菌繁殖体,但不易杀死细菌芽孢。用于处理传染病人的剩余衣物、食物及金属、玻璃等,煮沸 10 min 即可,乙肝病人污染物要煮沸 15～20 min。

B.高压蒸气灭菌:效果较可靠,是医院常用的方法。用于耐高温、高湿的器械和物品的灭菌。

C.预真空型压力蒸气灭菌和脉动真空压力蒸气灭菌法:这是新型灭菌法,利用机械抽真空,使灭菌柜内形成负压,蒸气得以迅速穿透到物品内疗进行灭菌。

D.巴氏消毒法:方法有两种,一种利用热水灭菌,一种利用蒸气灭菌。此法能杀灭细菌繁殖体,但不能杀死芽孢。

（2）辐射消毒法主要有电离辐射和非电离辐射两种方法。

①非电离辐射

非电离辐射包括紫外线、红外线和微波。其中紫外线杀菌作用最强,可杀灭各种微生物,有广谱杀菌作用,主要用于空气、水和一般物品的表面消毒。红外线和微波主要依靠产热杀菌,只适用于小件物品的消毒。

②电离辐射

电离辐射有γ射线和高能电子束两种。可在常温下对不耐热物品进行灭菌,又称"冷灭菌",有广谱作用,效果可靠。其主要用于精密仪器、生物制品和一次性用品的灭菌。

（3）化学消毒法:就是利用化学药物（或消毒剂）杀灭或清除微生物的方法。

①常用的化学消毒剂:

A.含氯消毒剂;

B.氧化消毒剂;

C.醛类消毒剂;

D.杂环类消毒剂;

E.碘消毒剂类;

F.醇类消毒剂;

G.其他消毒剂。

②气体消毒剂:

A.甲醛气体消毒和灭菌;

B.环氧乙烷气体灭菌;

C.臭氧消毒。

③液体化学消毒剂:

A.戊二醛;

B.过氧乙酸;

C.过氧化氢;

D.二氧化氯;

E.含氯消毒剂;

F.乙醇;

G.碘伏;

H.洗必泰。

测试题

一、判断题

001.巴氏消毒法有两种,一种利用热水灭菌,一种利用蒸气灭菌,能杀灭细菌繁殖体,也能杀死芽孢。

  A.对

  B.错

002.煮沸消毒用于处理传染病人的剩余衣物、食物及金属、玻璃等,煮沸10 min 即可,乙肝病人污染物要煮沸15~20 min。

  A.对

  B.错

003.灭菌指杀死物体上病原微生物的方法,芽孢或非病原微生物可能仍存活。

  A.对

B. 错

004. 在使用化学消毒法时,注意消毒剂的正确使用浓度和作用时间,一般化学消毒剂浸泡的时间不小于 30 min。

    A. 对

    B. 错

二、单选题

001. 艾滋病病毒传播的危险因素包括_____。

    A. 保持忠贞单一的性关系

    B. 正确使用避孕套

    C. 与别人共用针具吸毒

002. 在流感流行时,应尽可能隔离患者至退热后_____。

    A. 2 天

    B. 5 天

    C. 7 天

003. 甲型肝炎自发病之日起隔离_____。

    A. 1 周

    B. 3 周

    C. 5 周

参考答案

一、判断题

001. B。

002. A。

003. B。应为消毒。

004. A。

二、单选题

001. C。

002. A。

003. B。

第六章 外来援助

第一节 无线电医学咨询与无线电医嘱

主要知识点

请求无线电医学咨询前的资料准备:完成适当表格、病史摘要,告诉无线电员相关的资料,所有的资料必须全部传给医生。

无线电医嘱是通过无线电报、无线电话,直接由各港口的医生发出。在特殊情况下,其也可以从邻近船只上的医生处得到。必须把医生的建议及指令清楚无误地全部记录下来,并且重复核对以避免差错。同时传给船只有关人员及病人。若有可能最好录下所有的信息资料。

为了迅速交换信息,最好采用双方均熟悉的语言。而密码容易被误解,所以尽可能避免使用。

一、关于船舶的常规细节

(1)船舶的名字。

(2)呼叫号。

(3)日期及时间(国际标准时间)。

(4)航线、速度、方位。

(5)距离目的地港口的时间。

(6)距离最近港口的时间。

(7)距离其他可能到达的港口的时间。

(8)当地的天气情况。

二、关于病人的常规细节

(1)伤、病、亡人员的姓名。

(2)职位。

(3)船上工种(职务)。

(4)年龄、性别。

三、关于疾病的细节

(1)如果是患病的病人,应询问汇报如下内容:

①病人主诉是什么?

②第一次发病的时间。

③发病的过程(急性或慢性)。

④列举病人所有的叙述及症状。

⑤描写从开始到现在疾病的发生发展过程（即现病史）。

⑥提供过去重要的疾病、受伤、手术的病史（即过去史）。

⑦提供已知疾病的家族。

⑧描述可能重要的社会关系和职业。

⑨详细罗列起病前服用过药物的剂量、用法。

⑩病人是否服用酒精及非治疗药物。

（2）如果是外伤的病人，应了解如下内容：

①外伤何时发生？如何受伤？（准确说明受伤过程）病人有何不适？

②病人是否记得发生的每一件事，是否有短暂的意识丧失？

③如果有意识丧失，描述发生时间、持续时间和意识障碍的程度及伴随症状。

④提供过去重要的疾病、受伤、手术史。

⑤详细罗列受伤前服用过药物的剂量、用法。

⑥病人是否服用酒精及非治疗药物。

四、病人的体检结果

（1）生命体征：体温、脉搏、呼吸、血压是否正常。

（2）描述病人的一般情况尤其是意识状况。

（3）描述病变部位的情况，按轻重列出伤势。

（4）检查病变部位时，你发现了什么（如肿胀、触痛、活动受限出血情况等）。

（5）已经做过的检查和结果（尿液及其他）。

五、诊断

（1）你认为的诊断是什么？

（2）你考虑的其他疾病是什么？（不同的诊断）

六、治疗

（1）详细罗列发病后服用过的药物的剂量、服药时间、用法。

（2）病人对治疗的反应如何？

（3）外伤后首先采取的急救措施。

七、无线电咨询目的

（1）你认为你最需要得到哪方面帮助？是协助诊断、指导治疗、还是决定转诊与否？

（2）目前你最担心的问题是什么？

八、无线电医嘱

医生根据病情和请求发出指令。请详细记录并重复以免有误。将内容告诉相关人员并认真执行。

测试题

一、判断题

001. 为保障人员安全，船员生病要尽快请求直升机救援。

    A. 对

    B. 错

002. 救生艇接送医生病人时，应听从大船安排。

A. 对

B. 错

003. 由病人携带的任何资料、信件、表格必须清晰易懂。

A. 对

B. 错

二、单选题

001._____不是无线电咨询的目的。

A. 协助诊断、指导治疗、决定转诊与否

B. 目前你最担心的问题是什么

C. 排除自己的责任

参考答案

一、判断题

001. B。如果病症轻微,而且不是危重的疾病,则尽量不要请求直升机救援,不仅因为费用昂贵,而且飞行员和全体机组人员是在冒着生命危险进行救援。

002. A。救生艇接送医生病人时,一般由大船提供照明、登船设备,并指明最佳位置。

003. A。由病人携带的任何资料、信件、表格必须清晰易懂才有价值,否则无用。

二、单选题

001. C。

第二节　直升机救援

主要知识点

如果病症轻微,不是危重的疾病,则尽量不要请求直升机救援,不仅是因为费用昂贵,而且是飞行员和全体机组人员在冒着生命危险进行救援。若病情危重确需要紧急直升机救援,则必须掌握需采取的步骤。

一、一般步骤

与海岸无线电中心取得联系,请求医疗帮助。在呼叫被传给医生后,把所有的资料告诉医生,由医生判断病情的危重程度。医生会马上提供一些处理方法,并建议海岸警卫队提供最佳救援措施,与船舶保持联系并做出适当的安排,必要时派遣直升机。

二、当决定派遣直升机救援时,船上人员需做好的工作

(1)必须提供船舶的位置、与海岸或灯塔的距离、船舶的型号、船体的颜色。

(2)提供病人的具体情况、活动能力,以确定是否需要担架。

(3)通知驾驶台和机舱,派专人与直升机保持联系。

(4)许多国家的直升机装备有 VHF 和 UHF 无线电通信。一些大型直升机可以使用 2 182 kHz 频率,但是不用 MF 频率。如果在 2 182 kHz 和 VHF 波段都不能和救援直升机联系,可以通过海岸电台或海岸警卫队取得联系。

（5）船舶必须在固定的航线上。

（6）利用船上的旗帜、厨房烟囱的烟雾确定风向。

（7）在甲板或舱口盖上清理足够大的地方,写上大写的"H"。附近的天线、缆绳必须清除。

（8）附近区域内的一切设备重新固定,清除油布、输水管、绳索等物品,以保证飞机安全。

（9）为帮助飞行员辨认目标,需设置求救信号,如橘红色烟雾、Aldis 或日光反射信号等。

（10）不要悬挂直升机的升降绳。

（11）绞车电缆接地工作由机组人员完成。

（12）绞车开始工作后,船舶不要尝试寻找背风处。

（13）病人在担架上用皮带固定,用绞车拉上飞机。

（14）任何时候听从机组人员的安排。

（15）如果事故发生在夜晚,需要保持足够的明亮,用灯光为飞行员照明附近的物体,避免强光直接照射在飞机上。把病人的病史、护照放在一个塑料信封中,随病人携带。附上已采取的治疗措施,如使用过吗啡需有明显的标签,同时给病人穿上救生衣。

测试题

一、判断题

001. 直升机救援时,一切救援活动应在船长的指挥下进行。

    A. 对

    B. 错

二、单选题

001. 下列叙述不正确的是_____。

    A. 如果病症轻微,尽量不要请求直升机救援

    B. 因为费用昂贵且风险太大,尽量不要请求直升机救援

    C. 病症轻微也可以请求直升机救援

002. 决定派遣直升机救援时不正确的是_____。

    A. 必须提供船舶的位置,船舶的型号,船体的颜色

    B. 不需要提供病人的具体情况活动能力

    C. 病人在担架上用皮带固定,用绞车拉上飞机

参考答案

一、判断题

001. B。直升机救援时,任何时候听从机组人员的安排。

二、单选题

001. C。

002. B。

第三节　舰船接送医生和病人

舰船接送医生和病人时,需要驾驶员具备非常高的航海技术才能达到安全和有效。

大型油船和其他一些船舶需要 30 min ~ 1 h 才能使发动机准备就绪,所以应尽快发出信号。满载的大型油船需要几英里才会减速,它很难靠近一艘小船。

空载的船只和任何型号的客船在停下靠近时都会因风力发生偏航,所以一些船只在工作中仍保持螺旋桨低速旋转。

保持船头、船尾悬挂物的清晰。一般由大船提供照明、登船设备,并指明最佳位置。结束以后,不要在大船旁边过多逗留,应开足马力尽快离开。

测试题

一、判断题

001. 大型油船和其他一些船舶需要 30 min ~ 1 h 才能使发动机准备就绪,所以应尽快发出求救信号。

　　A. 对

　　B. 错

二、单选题

001. 在请求无线电医疗咨询时,属于船舶常规细节的是_____。

　　A. 船舶的名字

　　B. 发病过程

　　C. 详细的病历

002. 在请求无线电医疗咨询时,关于病人的常规细节包括_____。

　　①呼叫号;②航线和航速;③伤员的姓名和职位。

　　A. ①

　　B. ②

　　C. ③

参考答案

一、判断题

001. A。

二、单选题

001. A。

002. C。

第四节　医生间的交流

主要知识点

由病人携带的任何资料、信件、表格必须清晰易懂。因为病人和医生可能说不同的语言，所以书面资料能更清楚表达。信件中应包括病人姓名、出生日期、船舶名字、港口、公司、代理商。信件中应包括系统详细的病人的所有资料，以及在其他港口的病史复印件。

测试题

一、判断题

001. 由病人携带的任何资料、信件、表格必须清晰易懂。因为病人和医生可能说不同的语言，所以书面资料能更清楚表达。

　　A. 对

　　B. 错

二、单选题

001. 下列不正确的是_____。

　　A. 无线电医嘱可通过无线电报发出

　　B. 无线电医嘱可通过无线电话发出

　　C. 无线电医嘱不可自各港口的医生直接发出

参考答案

一、判断题

001. A。

二、单选题

001. C。

第七章 生命急救的基本技术

第一节 心肺复苏术

主要知识点

一、心肺复苏术的概念和目的

（一）心肺复苏术的概念

心肺复苏术（Cardiopulmonary Resuscitation，简称 CPR）是指对于早期心跳呼吸骤停的病人，通过采取人工呼吸、胸外心脏按压及电除颤等方法帮助病人恢复自主心跳和自主呼吸的一种急救技术。

（二）心肺复苏术的目的

心肺复苏术的目的是利用人工呼吸及胸外心脏按压及电除颤等急救技术，促进血液循环，使血液可以携带氧到人体重要脏器（尤其脑），保障重要脏器基本功能，以维持生命，为进一步复苏创造条件。

二、心肺复苏术的步骤和按压通气比

心肺复苏术的主要步骤是 A、B、C，即 A（Airway）畅通气道，B（Breathing）人工呼吸，C（Circulation）胸外心脏按压。2010 年国际心肺复苏指南将顺序更改为 C、A、B，心肺复苏术的具体操作步骤如下所述。

（一）评估环境安全

评估环境是否安全，是否可以现场进行心肺复苏术。如触电患者需先迅速解脱电源，一氧化碳中毒需先通风或搬离中毒现场等。河滩上淤泥中不适用，需移至岸边硬地上。

（二）判断患者意识

轻拍患者双肩、在双耳边呼唤（禁止摇动患者头部，防止损伤颈椎）。如果清醒（对呼唤有反应、对痛刺激有反应），要继续观察，如果没有反应则为昏迷，进行下一个流程。

（三）发求救信息

高声呼救："快来人啊，有人晕倒了。"请求拨打求救电话和协助进行心肺复苏术。

（四）判断心跳和呼吸

1. 判断心跳方法（触摸颈动脉法）

判断心跳手法：一手按前额，一手食指及中指先摸到喉结处，在向外滑至同侧气管与颈部肌肉所形成的沟中，按压观察颈动脉。

2. 判断呼吸方法

一看、二听、三感觉（维持开放气道姿势，将耳部放在病人口鼻处）。一看：患者胸部有无起伏。二听:有无呼吸声音。三感觉:用脸颊接近患者口鼻,感觉有无呼出气流。

2010 年国际心肺复苏指南对判断呼吸不做要求,可以只判断心跳,也可以判断心跳和呼吸同时进行,在 5~10 s 内完成。

3. 胸外心脏按压

胸外心脏按压部位:(1)胸骨下半部,胸部正中央,两乳头连线中点;(2)剑突上缘两横指,即沿肋骨下缘向上滑找到剑突头端起向上两指幅处,以另一手之掌根放两指上方按摩位置。

胸外心脏按压方法:双肩前倾在患者胸部正上方,腰挺直,以髋关节为直支点,用整个上半身的重量垂直下压,双手掌根重叠,手指互扣翘起,以掌根按压,手臂要挺直,使用手臂与地面垂直。向下按压与向上放松的时间相等,手掌根部始终紧贴胸壁,胸廓回复不离位。按压时最好数双数,如 01,02,03······胸外心脏按压幅度:胸骨下陷深度至少 5 cm。胸外心脏按压频率:成人胸外心脏按压频率大于 100 次/min。

4. 开放气道和人工呼吸

(1)开放气道。

检查口腔是否有异物,若口腔内有异物或呕吐物,应立即将其清除并取出异物。开放气道手法如下。

①仰头抬颏法:抢救者将一手掌小鱼际(小拇指侧)置于患者前额,下压使其头部后仰,另一手的食指和中指置于靠近颏部的下颌骨下方,将颏部向前抬起,帮助头部后仰,气道开放。必要时拇指可轻牵下唇,使口微微张开。

②仰头抬颈法:病人仰卧,抢救者一手抬起病人颈部,另一手以小鱼际侧下压患者前额,使其头后仰,气道开放。

③双手抬颌法:病人平卧,抢救者用双手从两侧抓紧病人的双下颌并托起,使头后仰,下颌骨前移,即可打开气道。此法适用于颈部有外伤者,以下颌上提为主,不能将病人头部后仰及左右转动。注意,颈部有外伤者只能采用双手抬颌法开放气道。不宜采用仰头抬颏法和仰头抬颈法,以避免进一步脊髓损伤。

开放气道注意事项:①食指和中指尖不要深压颏下软组织,以免阻塞气道。②不能过度上举下颏,以免口腔闭合。③头部后仰的程度是以下颌角与耳垂间连线与地面垂直为正确位置。④口腔内有异物或呕吐物,应立即将其清除,但不可占用过多时间。⑤开放气道要迅速完成,而且在心肺复苏全过程中,要自始至终保持气道通畅。

(2)人工呼吸。

开放气道后,应立即给予人工呼吸 2 次。保持开放气道手法,用压住额头的手以拇指食指捏住患者鼻孔,张口罩紧患者口唇吹气,吹气后松开鼻翼,离开嘴,头转向前,眼角注视患者的胸廓,胸廓膨起为有效。待胸廓下降,吹第二口气。成人单纯人工呼吸频率为 10~12 次/min。

注意事项:①每次吹气持续时间为 1.5~2 s,一般 2 s;②吹气量为 500~600 mL(6~7 mL/kg),大于 1 200 mL 可造成胃充气;③开放气道和 2 次人工呼吸时间应少于 10 s。

5. 按压通气比

一般来说,胸外心脏按压和人工呼吸按顺序进行,成人胸外心脏按压与人工呼吸比例为30:2。即胸外心脏按压 30 次后给予 2 次人工呼吸。目前国际上通用一个周期为 5 个循环,每个循环包括胸外心脏按压 30 次和 2 次人工呼吸。一个周期后进行复苏效果判断(要求迅速,时间 5~10 s)。

6. 心肺复苏术效果评估

（1）心肺复苏术有效指征

① 昏迷程度变浅，出现各种反射。

② 肢体出现无意识挣扎动作、呻吟等。

③ 自主呼吸逐渐恢复。

④ 触摸到规律的颈动脉搏动。

⑤ 面色转红润。

⑥ 双侧瞳孔缩小，对光反射恢复。

⑦ 心电图证实恢复窦性心律。

（2）终止心肺复苏术的情形

① 自主呼吸和心跳已有效恢复或有其他专业人员接替抢救。

② 开始进行 CPR 前，能确定心跳停止达 15 min 以上者。

③ 进行标准基础生命支持和高级生命支持，心脏持续无任何反应达 30 min 以上或虽进行基础生命支持抢救，不能达到有效。

④ 发现有不同意心肺复苏术的有效遗嘱。

⑤ 救护者因疲惫，周围的环境危险，持续复苏可造成其他人员危险而不得不终止。

三、心肺复苏注意事项

（1）人工呼吸吹气量不宜过大，一般不超过 1 200 mL，胸廓稍起伏即可。

（2）胸外心脏按压术只能在患（伤）者心脏停止跳动下才能施行。

（3）按压速率至少为 100 次/min，保证每次按压后胸部回弹，尽可能减少胸外按压的中断。

（4）胸外心脏按压的位置必须准确。不准确容易损伤其他脏器。按压的力度要适宜，深度至少 5 cm，按压的力度过轻，胸腔压力小，不足以推动血液循环；过大过猛容易使胸骨骨折，引起气胸、血胸。

（5）施行心肺复苏术时应将患（伤）者的衣扣及裤带解松，以免引起内脏损伤。

测试题

一、判断题

001. 口鼻部严重外伤者也可做口对口或口对鼻人工呼吸。

　　A. 对

　　B. 错

002. 服剧毒者不能做口对口人工呼吸。

　　A. 对

　　B. 错

003. 胸外按压时病人可卧于软床上。

　　A. 对

　　B. 错

004. 施行人工呼吸，无须松解病人领扣、裤带。

　　A. 对

B.错

005.做人工呼吸无须取出假牙。

　　A.对

　　B.错

006.若病员意识丧失,急救人员在 10 s 内不能明确地触及脉搏,应立即开始胸外按压。

　　A.对

　　B.错

007.胸外心脏应"用力、快速"按压,也可冲击式按压。

　　A.对

　　B.错

008.如果按压时用力方向不垂直,有可能造成身体滚动,影响按压效果。

　　A.对

　　B.错

009.按压与放松时间相同,放松时手掌可离开胸壁。

　　A.对

　　B.错

二、单选题

001.人工呼吸法即用人工的方法,使空气有节律地出入肺部,供给组织代谢所需的氧气,并排出_____。

　　A.二氧化碳

　　B.废气

　　C.代谢产物

002.若心脏按压同时进行口对口人工呼吸,一人操作时,其两者之比应为_____。

　　A.30∶2

　　B.8∶2

　　C.5∶1

003.当发现病人呼吸与心跳停止时,应首先进行抢救的是_____。

　　A.洛贝林、可拉明肌肉注射

　　B.胸外心脏按压术,同时进行人工呼吸

　　C.肾上腺素心内注射

004.心脏骤停患者进行心肺复苏成功后应_____。

　　A.就地继续观察

　　B.继续心肺复苏或静脉推注药物治疗

　　C.与陆岸联系,转送至医院进步高级生命支持(如脑复苏)和病因治疗

005.口对口人工呼吸应注意:吹气不宜过猛,时间约占呼吸周期的_____。

　　A.1/3

　　B.2/4

　　C.2/4

006.当心跳、呼吸骤停,一切为使心脏复跳和恢复自主呼吸的医疗措施称为_____。

  A. 人工呼吸术

  B. 心肺复苏术

  C. 心脏按压术

007. 胸外按压有效标志为_____。

  A. 瞳孔散大

  B. 未测到血压

  C. 扪到股颈动脉搏动

008. 心前区叩击次数为_____。

  A. 1~2 次

  B. 2~3 次

  C. 4~5 次

009. 胸外心脏按压部位一般在胸骨部的_____。

  A. 中 1/3 处

  B. 上 1/3 处

  C. 中下 1/3 交界处

010. 最有效的人工呼吸法是_____。

  A. 口对口人工呼吸法

  B. 仰卧压胸法

  C. 举臂压胸法

011. 心脏按压应使胸骨下陷_____。

  A. 至少 5 cm

  B. 3 cm

  C. 2 cm

012. 人工呼吸法采用口对口吹气时,以看到_____为有效指征。

  A. 腹部膨隆

  B. 口腔扩张

  C. 胸廓扩张及听到呼吸音

013. 若心跳停止时间不到 1 min,在按压前可行心前区叩击法复律,急救者用握拳的尺侧距病人的胸骨 20~30 cm 处,迅速锤击_____1~2 次。

  A. 胸骨中下 1/3 交界处

  B. 胸骨左侧心前区

  C. 胸骨右侧

参考答案

一、判断题

001. B。

002. A。

003. B。

004. B。

005. B。

006. A。

007. B。

008. A。

009. B。

二、单选题

001. A。

002. A。2010 年国际心肺复苏指南规定无论是单人还是双人法成人胸外心脏按压与人工呼吸的比为 30：2。

003. B。

004. C。

005. A。每次吹气时间 1～2 s，吹气大于 1 200 mL 可造成胃充气。

006. B。

007. C。

008. A。

009. C。

010. A。

011. A。2010 年国际心肺复苏指南规定的胸外心脏按压深度。

012. C。

013. A。

第二节　止血技术

主要知识点

急性出血是创伤早期死亡的重要原因之一。故应采取紧急止血措施以防止因大出血引起休克与死亡。判断出血的性质对抢救止血有指导意义。

一、出血的类型

创伤出血包括外出血和内出血。外出血是指血液自伤口向外流出，分为毛细血管出血、静脉出血和动脉出血。毛细血管出血为涌出状，血液呈鲜红色，量不多；静脉出血为缓慢持续性，血液呈暗红色，多发生在血管断裂的远心端；动脉出血为喷射状，随心脏的搏动而增强，血液呈鲜红色，多发生在血管断裂的近心端，出血量较多。内出血是指内脏器官出血，血液流入体腔如腹腔、胸腔内。

二、指压动脉止血法和加压包扎止血法

1. 指压止血法

此法为最方便和快捷的止血方法，但不能持久，为短暂止血的应急措施，适用于头部和四肢的动脉出血，用手指压在出血的近心端，把动脉压迫闭合在骨面上，阻断血流，达到迅速和临时止血的目的。

2. 加压包扎止血法

此法适用于四肢、头颈、躯干等体表血管伤时的出血法,可用无菌纱布或洁净敷料覆盖伤口,对较深、大的出血伤口宜用敷料填充,再用绷带加压包扎。加压力量以能止血,而肢体远端仍有血循环为度。

3. 止血带止血法

止血带止血法能有效控制肢体出血,使用恰当可挽救一些大出血伤员的生命,使用不当则可带来严重并发症,以致肢体坏死,肾功能衰竭,甚至死亡。

(1)适应证:①适用于腘动脉和肱动脉损伤引起的大出血;②股动脉不能用加压包扎止血时,应立即使用止血带。

(2)止血带种类:常用止血带有充气型和橡胶型两种。①充气型止血带压力均匀,压力可以调节,但不便携带;②橡胶型止血带弹性好,止血效果好,携带方便,适用于事故现场。

(3)使用止血带的部位:①上臂大出血应扎在上臂上 1/3;前臂或手外伤大出血应扎在上臂下 1/3 处,上臂中 1/3 处有神经紧贴骨面,不宜扎止血带,以免损伤;②下肢大出血应扎在股骨中下 1/3 交界处。

(4)止血步骤:先在止血带部位(伤口上方)用纱布、毛巾或伤者衣服垫好,然后以左手拇、食、中指拿止血带头端,另一手拉紧止血带绕肢体两圈,将止血带末端放在左手食指、中指间拉回固定。

(5)充气型止血带的松紧度:止血带的压力上肢为 250 ~ 300 mmHg,下肢为 400 ~ 500 mmHg,不可过大,以刚达到远端动脉搏动消失、阻断动脉出血为度。

(6)注意事项:①扎止血带的伤员必须有显著标志,注明启用和计算时间,优先后送;②扎止血带时间一般小于 1 h 为宜;③需延长时应在 1 h 后放松 1 ~ 2 min,继续延长时则每隔半小时放松一次;④使用时间一般不应超过 4 h;⑤松止血带之前,应先输液或输血,用纱布块压迫伤口暂时止血,或准备好止血器材后再打开伤口止血;⑥扎止血带时,应在肢体上放衬垫,避免勒伤皮肤。

采用止血带止血是大血管损伤时救命的重要手段,但若使用不当,可出现严重的并发症。如总时间超过 5 h,远端肢体将难以存活。已超过 9 h 仍在运往医院途中的伤员,则不可再放松止血带,因远端肢体已无生存的可能。若此时松解止血带,坏死细胞释放出来的钾离子、肌红蛋白和肽类等有毒物质将随静脉流入全身并产生中毒症状,可导致心跳骤停而突然死亡。同样道理,在地震灾区急救时,如果伤员的肢体被埋压的时间过长,缺血缺氧已发生组织坏死,则为防止毒素回流全身,应迅速将被压肢体用止血带结扎,再清除被压物体,然后送医院做进一步处理。

测试题

一、判断题

001. 止血带止血法,可用于身体各处的大动脉出血。

    A. 对

    B. 错

002. 止血带应扎在伤口的近心端。

    A. 对

B. 错

003. 面动脉压迫法用于一侧颜面部出血。

A. 对

B. 错

004. 腹壁受钝性暴力冲撞,皮肤未破,内脏不会破裂。

A. 对

B. 错

005. 上肢出血时,禁止将止血带扎在上臂的中 1/3 处,以免损伤神经。

A. 对

B. 错

006. 急性出血超过人体总血量的 30% 时,即可引起休克。

A. 对

B. 错

007. 动脉出血是随心脏搏动,呈喷射状出血,血色鲜红,危险性大。

A. 对

B. 错

008. 止血带止血法不能用于头、颈或躯干部的出血,只能用于四肢出血。

A. 对

B. 错

二、单选题

001. 动脉出血的特点是_____。

A. 缓慢流出暗红色血液

B. 喷出鲜红色血液

C. 渗透性出血

002. 一侧头面部大出血可压迫_____。

A. 桡动脉

B. 股动脉

C. 颈动脉

003. 下列_____物品不能代替止血带。

A. 宽布带

B. 三角巾

C. 电线

004. 静脉出血特点是_____

A. 流出、暗红色

B. 喷出、暗红色

C. 喷出、鲜红色

005. 手指压迫止血法,是方便和快捷的方法,一般用于_____

A. 静脉出血

B. 动脉出血

C. 毛细血管出血

006. 关于止血带止血法,下列_____说法是错误的。

A. 上好止血带后做出显著标志

B. 上臂止血带扎在中 1/3 处

C. 上止血带前抬高患肢

007. 止血带每次放松时间为_____

A. 1~2 min

B. 1~6 min

C. 3~4 min

008. 指压止血法是一种_____

A. 较长时间的止血法

B. 永久的止血法

C. 暂时有效的止血法

009. 不是动脉出血的特征是_____。

A. 不断地流出暗红色血液

B. 不断地喷出血液

C. 鲜红色血液

010. 一次失血超过血液总量_____时,生命活动即有困难。

A. 20%

B. 26%

C. 28%

011. 止血带能有效地止住四肢的出血,_____对头颈或躯干部的出血使用。

A. 立即用止血带

B. 不能用止血带

C. 视情况用止血带

012. _____情况下不能用止血带。

A. 上肢出血

B. 头部出血

C. 下肢出血

参考答案

一、判断题

001. B。止血带止血法适用于四肢大动脉出血。

002. A。这样能阻断动脉出血。

003. A。能阻断颜面部血流。

004. B。腹壁受钝性暴力冲撞,皮肤未破,内脏也可能破裂。

005. A。上臂的中 1/3 有神经紧贴骨面。

006. A。急性出血超过人体总血量的 30% 时,即可引起休克。

007. A。此为动脉出血的特点。

008.B。止血带止血法只能用于四肢出血。

二、单选题

001.B。

002.C。

003.C。

004.A。

005.B。

006.B。上肢出血时,禁止将止血带扎在上臂的中1/3处,以免损伤桡神经。

007.A。

008.C。

009.A。

010.C。

011.B。

012.B。

第三节　伤病员的搬运

主要知识点

一、正确搬运伤病员的方法

(1)搬运伤病员时,要根据其具体情况,选择合适的搬运方法和搬运工具。

(2)必须就地检查伤情,进行包扎止血及简单固定后再搬运。

(3)搬运时动作要轻巧、敏捷、一致,尽量减少震动,以免增加伤病员的痛苦。

(4)凡怀疑有脊柱、脊髓损伤者,搬运前先固定。搬运时将伤者身体以长轴方向拖动,不可从侧面横向拖动。

(5)搬运过程中严密观察伤者生命体征,维持呼吸通畅,防止窒息,注意保暖。

二、脊柱损伤伤员的搬运方法

急救和搬运不当可使损伤平面上升或由不完全损伤变为完全性脊髓损伤。搬动时病人要躺在硬板床上一起搬。搬动中要观察呼吸道有否阻塞并及时排除,并检查呼吸、心率和血压等变化并予以纠正。

(1)用木板或平板担架搬运。若用帆布担架,可使伤员俯卧。但颈部损伤以及有呼吸困难等,不可俯卧。

(2)先使伤员两下肢伸直,两上肢也伸直放于身旁。木板放在伤员一侧,两至三人扶伤躯干、骨盆、肢体使之成一整体平移至木板上。整个过程动作要协调统一、轻柔稳妥、保证伤员躯体平起平落,防止躯干扭转或屈曲。禁用搂抱或一人抬头、一人抬脚的方法。然后用沙袋放在伤员躯体两侧或用布条分道将躯体和担架捆绑在一起以防搬运途中躯体摆动。

(3)对颈椎损伤的伤员,要有专人托住头部并沿纵轴略加牵引在与躯干一致姿势下搬动。或由伤员自己双手托住头部,缓慢搬移。严禁随便强行搬动头部。睡到木板上后,用纱袋或折好的衣物放在颈的两侧加以固定。

三、徒手搬运伤员的方法

当现场找不到担架,而转运路程又较近,病情又较轻时,可采用徒手搬运法。对病情重的病人如骨折、胸部创伤者,不宜使用此法。

(1)扶持法。对病情较轻、无骨折、能够独立行走的病人可采用此法。救护者站于病人一侧,伤员靠近他的一臂揽着自己的头颈,然后救护者用外侧的手牵着他的手腕,另一手伸过病人的背部扶持他的腰,使其身体靠着救护者。

(2)背负法。此法适用于老幼、体轻、清醒的伤员。救护者站于病人前面,呈同一方向。微弯背部,将病人背起。但对胸部创伤的病人不宜采用此法。

(3)拖行法。此法适用于体重体型较大的伤员,不能移动,现场又非常危险需立即离开者。拖拉时不要弯曲或旋转伤员的颈部和背部。

(4)双人椅托式。此法适用于清醒伤员。甲乙两救护者在伤员两侧对立。甲以右膝、乙以左膝跪地,各以一手入伤员大腿之下而互相紧握,其他之手彼此交替而搭于肩上,支持伤者背部。

(5)双人拉车式。此法适用于意识不清者。两名救护者,一个站在伤员的头部,两手插到腋下,将其抱入怀中,另一个站在其足部,跨在他两腿中间,两人一致慢慢抬起前行。

测试题

一、判断题

001.帆布折叠式担架:适用于一般伤员的搬运,也适用于转运脊柱损伤的伤员。

    A. 对

    B. 错

二、单选题

001.搬运伤病员时,以下错误的是_____。

    A. 就地检查伤情,进行包扎止血及简单固定后再搬运

    B. 搬运过程中严密观察伤者生命体征,维持呼吸通畅,防止窒息,注意保暖

    C. 怀疑有脊柱、脊髓损伤者,搬运前可不必固定

002.当病情较重时,以下_____搬运方法是错误的。

    A. 背负法

    B. 拖行法

    C. 双人法

003.以下可导致脊髓损伤的是_____。

    A. 急救或搬运时处理不当

    B. 同时有其他部位损伤

    C. 没及时用药物治疗

004.以下不适用胸部损伤的伤员的是_____。

    A. 扶持法

    B. 背负法

    C. 双人法

005. 怀疑有脊柱、脊髓损伤者,搬运时错误的是_____。
    A. 搬运前先固定
    B. 纵向拖动伤员
    C. 横向拖动伤员

006. 胸腰椎骨折引起的脊髓损伤_____。
    A. 偏瘫
    B. 截瘫
    C. 四瘫

007. 运转伤员时,以下错误的是_____。
    A. 运转时要固定骨折
    B. 注意观察肢体的颜色、温度感觉、肿胀及活动功能
    C. 若肢体发紫、温度发凉、皮肤感觉迟钝或消失肿胀明显,应解除固定

008. 病员脊柱损伤搬运时应_____。
    A. 用帆布担架搬运
    B. 搂抱搬运
    C. 硬板搬运

009. 以下适用于意识不清伤员搬运的是_____。
    A. 背负法
    B. 双人椅托式
    C. 双人拉车式

参考答案

一、判断题
001. B。

二、单选题
001. C。

002. A。

003. A。

004. B。

005. C。

006. B。

007. C。应适当松解。

008. C。

009. C。

第八章　常见急症的现场急救

第一节　昏迷

主要知识点

昏迷是意识障碍的严重阶段,各种刺激不能使其觉醒,无自发睁眼,无有目的的自主活动。昏迷程度分浅昏迷、中昏迷、深昏迷三个阶段。

一、昏迷的临床症状及伴随症状

（一）临床症状

（1）浅昏迷:意识大部分丧失,无自主运动,对声、光刺激无反应,对疼痛刺激尚可出现痛苦的表情或肢体退缩等防御反应。角膜反射、瞳孔对光反射、吞咽反射、眼球运动、咳嗽反射可以存在。生命体征无明显改变。

（2）中昏迷:对周围事物无反应,激烈的刺激可出现防御反应。角膜反射、瞳孔对光反射减弱。生命体征已有改变。

（3）深昏迷:全身肌肉松弛,对各种刺激均无反应,深、浅反射均消失。生命体征明显改变。

（二）伴随症状

（1）发热:见于脑炎、脑膜炎及重度感染性疾病。

（2）呼吸缓慢:见于吗啡、巴比妥、有机磷等中毒。

（3）瞳孔散大:可见于颠茄、酒精等中毒以及低血糖状态。

（4）瞳孔缩小:见于吗啡、巴比妥、有机磷等中毒。

（5）心动过缓:颅内高压、心脏病（房室传导阻滞）、吗啡中毒等。

（6）高血压:见于高血压脑病、脑血管意外、尿毒症。

（7）低血压:见于各种原因的休克。

（8）皮肤黏膜改变:如出血点、紫癜,可见于重度感染和出血性疾病。

（9）体温过低:低血糖、甲减、酒精中毒等。

二、昏迷病人的处理

在船上发生昏迷病人,不可能很快明确原因情况下,必须对症应急处理:

（1）首先要观察生命体征,防止舌后坠出现梗阻性呼吸困难。①检查呼吸情况:观察胸部、腹部的起伏幅度,或以耳贴近病人口、鼻,倾听呼吸音并感觉呼吸道通畅与否。取出口腔脱落或活动的假牙,以防堵塞呼吸道。同时要谨防心跳骤停的危险。②观察心脏:在胸部心前区倾听心音,或触摸手腕桡动脉和颈部动脉的搏动。

（2）当发现病人呼吸与心跳停止时,必须进行胸外心脏按压术,与此同时进行人工呼吸,并应用船上备有的呼吸兴奋剂,如洛贝林、可拉明肌肉注射。心内注射强心药肾上腺素。可用促醒剂如纳洛酮、胞磷胆碱、醒脑静等药物。

（3）加强护理,避免碰伤。头侧位以防止呕吐引起窒息,保持呼吸道通畅,有条件时氧气吸入。注意保暖及时用无线电联系,尽早送岸上救治。

测试题

一、判断题

001.对昏迷的病人应保持呼吸道通畅并及时吸痰。

 A.对

 B.错

002.对神志不清的病员,一般应予平卧位,头偏向一侧。

 A.对

 B.错

003.对昏迷病人要防止舌后坠阻塞呼吸道。

 A.对

 B.错

004.深昏迷:对外界一切刺激均无反应,角膜反射,瞳孔、咳嗽反射及吞咽反射均消失。

 A.对

 B.错

005.昏迷患者不易感染,故一般不需要用抗生素预防感染。

 A.对

 B.错

二、单选题

001.意识大部分丧失,无自主运动,对声、光刺激无反应,对疼痛刺激尚可出现痛苦的表情或肢体退缩等防御反应,角膜反射、瞳孔对光反射等可以存在,生命体征无明显改变,属于_____。

 A.浅昏迷

 B.中昏迷

 C.深昏迷

002.对周围事物无反应,激烈的刺激可出现防御反应,角膜反射、瞳孔对光反射减弱,生命体征已有改变,属于_____。

 A.浅昏迷

 B.中昏迷

 C.深昏迷

003.若船上出现昏迷病人,在不可能很快明确原因的情况下应_____。

 A.首先要观察生命体征

 B.首先呼叫120

 C.首先吸氧

004. 患者昏迷时, _____检查呼吸情况。
　　A. 观察胸部、腹部的起伏幅度,或以耳贴近病人口、鼻倾听呼吸音并感觉呼吸道畅通与否
　　B. 在胸部心前区倾听心音
　　C. 触摸手腕桡动脉和颈部动脉的搏动
005. 全身肌肉松弛,对各种刺激均无反应,深、浅反射均消失,生命体征明显改变,属于_____。
　　A. 浅昏迷
　　B. 中昏迷
　　C. 深昏迷

参考答案

一、判断题

001. A。否则易造成窒息。
002. A。对神志不清的病员,一般应予平卧位,头偏向一侧,呕吐物易流出,否则可能造成窒息。
003. A。意识不清易出现舌后坠阻塞呼吸道。
004. A。深昏迷:对外界一切刺激均无反应。
005. B。昏迷患者易感染,需要用抗生素预防感染。

二、单选题

001. A。
002. B。
003. A。
004. A。
005. C。

第二节　窒息

主要知识点

　　人体的呼吸过程由于某种原因受阻或异常,所产生的全身各器官组织缺氧,二氧化碳潴留而引起的组织细胞代谢障碍、功能紊乱和形态结构损伤的病理状态称为窒息。当人体内严重缺氧时,器官和组织会因为缺氧而广泛损伤、坏死,尤其是大脑。

　　一、窒息的主要原因

　　(1)机械性窒息:因机械作用引起呼吸障碍,如缢、绞、扼颈项部、用物堵塞呼吸孔道、压迫胸腹部以及患急性喉头水肿或食物吸入气管等造成的窒息。

　　(2)中毒性窒息:如一氧化碳中毒,大量的一氧化碳由呼吸道吸入肺,进入血液,与血红蛋白结合成碳氧血红蛋白,阻碍了氧与血红蛋白的结合与解离,导致组织缺氧造成的窒息。

（3）病理性窒息：如溺水和肺炎等引起的呼吸面积的丧失。

（4）脑循环障碍引起的中枢性呼吸停止。

（5）新生儿窒息及空气中缺氧的窒息：如关进箱、柜内，空气中的氧气逐渐减少等。

二、临床表现

（1）呼吸极度困难或呼吸带有杂声。

（2）昏迷或半昏迷状态，不能说话。

（3）皮肤、口唇、颜面和指甲青紫。

（4）心跳快而微弱，呼吸浅弱而不规则，血压下降。

（5）心脏、呼吸停止，瞳孔散大，全身反射消失，最后死亡。

三、急救

根据不同的窒息原因采取不同的救护。若是呼吸道阻塞，应尽早、尽快解除呼吸道阻塞，将病人下颌上抬或压额抬后颈部，解除舌根后坠，用手指或吸引器将口咽部呕吐物、血块、痰液等异物挖出或抽出；当异物滑入气道，可使病人俯卧，用拍背或压腹的方法，拍挤出异物，使气道通畅，挽救病人生命。如果是现场仅有一名施救者，在拨打120（或当地的紧急号码）之前，应先对患者进行急救。如果旁边还有别的人，在对患者施救时，让另一个人打电话求助。对于中毒性窒息的救治，应注意发生起火或爆炸危险，密闭场所须带防救设备，迅速将病人转移至空气新鲜通风场所。勒颈窒息应迅速割断绳索，将病人平躺，松开病人衣领。以上情况若呼吸心跳已停止，应紧急行心脏复苏术。

海氏急救法：窒息目前最常用海姆立克急救法（简称"海氏急救法"）。其具体是站在患者身后，双臂合拢环抱患者腰部，使患者弯腰稍向前倾，一手握拳，轻放在患者的肚脐上，另一手也紧握拳头，在患者腹部迅速有力地向上挤压，好像要提起患者身体一样，重复以上步骤，直至异物被排出。若病人清醒时，可自己实施海氏急救法：一手握拳，轻放在自己的肚脐上，另一手也握拳，用你的拳头快速由内向外挤压，或俯身压在坚硬的物体上，如椅子或工作台上。

测试题

一、判断题

001. 气道异物阻塞时，若遇患者意识已丧失、猝然倒地，则应立即实施心肺复苏。

　　A. 对

　　B. 错

002. 气道异物阻塞的紧急情况下可行环甲膜穿刺术，并紧急就近送医院取异物。

　　A. 对

　　B. 错

二、单选题

001. 病人在进食时突然发生的窒息，往往称为_____。

　　A. 气体窒息

　　B. 机械性窒息

　　C. 勒颈窒息

002. 窒息可分_____。

　　①机械性；②中毒性；③病理性；④溺水；⑤昏迷。

003. 若病人呼吸道有异物阻塞,尽早、尽快解决呼吸道阻塞的方法是_____。

    A. 将病人下颌上抬或压额抬颈部,解除舌根后坠,用手指或吸引器将口咽部呕吐物血块、痰液等异物挖出或抽出

    B. 人工呼吸

    C. 胸外心脏按压术

004. 窒息病人皮肤、口唇、颜面和指甲颜色为_____。

    A. 红色

    B. 绿色

    C. 青紫色

005. 当异物滑入病人气道时,应_____。

    A. 可使病人仰卧,用拍背或压腹的方法,拍挤出异物,使气道通,挽救病人生命

    B. 可使病人侧卧,用拍背或压腹的方法,拍挤出异物,使气道通,挽救病人生命

    C. 可使病人俯卧,用拍背或压腹的方法,拍挤出异物,使气道通,挽救病人生命

006. 海氏急救法的方法为_____。

    A. 具体是站在患者身后,双手合拢环抱患者腰部,使患者弯腰稍向前倾,一手握拳,轻放在患者的肚脐上,另一手也紧握拳头,可在患者腹部迅速有力地向上挤压,好像要提起患者身体一样,重复以上步骤,直至异物被排出

    B. 具体是站在患者前面,双手合拢环抱患者腰部,使患者弯腰稍向前倾,一手握拳,轻放在患者的肚脐上,另一手也紧握拳头,可在患者腹部迅速有力地向上挤压,好像要提起患者身体一样,重复以上步骤,直至异物被排出

    C. 具体是站在患者侧面,双手合拢环抱患者腰部,使患者弯腰稍向前倾,一手握拳,轻放在患者的肚脐上,另一手也紧握拳头,可在患者腹部迅速有力地向上挤压,好像要提起患者身体一样,重复以上步骤,直至异物被排出

参考答案

一、判断题

001. A。若不能解除气道阻塞,导致窒息,患者出现意识丧失、猝然倒地,立即实施心肺复苏术。

002. A。气道异物阻塞的紧急情况下行环甲膜穿刺术,能开通气道。

二、单选题

001. B。

002. A。

003. A。

004. C。

005. C。

006. A。具体是站在患者身后,为海氏急救术的方法。

第三节　心脏骤停和心脏性猝死

主要知识点

一、定义和病因

1. 心脏骤停

其系指心脏射血功能的突然停止。导致心脏骤停的病理生理机制最常见的是心室快速性心律失常(室颤和室速),其次是缓慢性心律失常或心室停顿。

2. 心脏性猝死

其是指急性症状发作后 1 h 内发生的、以意识丧失为特征的、由于心脏原因引起的无法预测的自然死亡。

3. 心脏骤停病因

(1)心脏血管疾病:冠心病、主动脉疾病、心内膜疾病、心肌疾病、心脏肿瘤。

(2)意外事故:电击、创伤、溺水、中暑等。

(3)各类休克:如感染性休克、过敏性休克、失血性休克。

(4)各种中毒:如药物洋地黄、氨茶碱中毒,有机磷、敌鼠强中毒。

(5)电解质及酸碱平衡紊乱。

绝大多数心脏性猝死发生在有器质性心脏病的患者。在西方国家,所有心脏性猝死中,冠心病及其并发症所致者高达 80% 以上。

二、心脏骤停临床表现和诊断要点

(一)心脏骤停临床表现

心脏骤停后脑血流量急剧减少,导致意识突然丧失。下列症状体征有助于立即判断是否发生心脏骤停:

(1)突然意识丧失或伴短阵四肢抽搐(多在心脏骤停 10 ~ 20 s 内出现);

(2)颈动脉搏动消失;

(3)心音消失;

(4)血压测不到;

(5)呼吸骤停或呼吸呈叹息样逐渐缓慢继而停止;

(6)双侧瞳孔散大;

(7)突然出现皮肤、黏膜苍白或口唇、肢端发绀;

(8)大小便失禁。

(二)心脏骤停诊断要点

临床诊断:

(1)突发意识丧失或伴有短阵抽搐;

(2)大动脉搏动消失,特别是心音消失;

(3)呼吸停止或叹息样呼吸,并很快就呼吸停止;

(4)双瞳孔散大,对光反射消失;

（5）突然出现皮肤、黏膜苍白，口唇、肢端发绀。

以上具备（1）（2）（3）即可诊断成立。

三、心脏骤停的处理原则

抢救心脏骤停成功的关键是尽早进行心肺复苏（CPR）和尽早进行电复律治疗（详见心肺复苏章节）。

（1）识别；

（2）呼救；

（3）胸外心脏按压；

（4）开放气道；

（5）人工通气；

（6）除颤；

（7）心肺复苏的药物治疗：

肾上腺素 1 mg 静脉推注，每 3～5 min 一次。

利多卡因 1～1.5 mg/kg，静脉推注，为室颤或心动过速的首选药物。

（8）与陆岸联系，转送至医院进一步高级生命支持（如脑复苏）和病因治疗。

测试题

一、判断题

001. 心脏骤停抢救时，首先应立即捶击恢复心律，其次是清理呼吸道，及时进行心肺复苏。

    A. 对

    B. 错

002. 心脏性猝死指未能预料的于突发心脏症状 1 h 内发生的心脏原因死亡。

    A. 对

    B. 错

二、单选题

001. 心脏停顿或心室颤动发生后，病人将在_____内发生意识丧失或伴短阵四肢抽搐。

    A. 5～10 s

    B. 10～20 s

    C. 约 30 s

002. 心脏骤停患者进行心肺复苏成功后应_____。

    A. 就地继续观察

    B. 继续心肺复苏或静脉推注药物治疗

    C. 与陆岸联系，转送至医院进步高级生命支持（如脑复苏）和病因治疗

003. 心脏骤停临床诊断中_____不是必须具备的。

    A. 突然意识丧失或伴短阵四肢抽搐

    B. 出现尸斑、尸僵

    C. 大动脉搏动消失，特别是心音消失

004. 心脏骤停患者进行，心肺复苏过程中最常用药物是_____。

    A. 肾上腺素

　　B. 多巴胺

　　C. 去甲肾上腺素

005. 抢救心脏骤停患者成功的关键是_____。

　　A. 紧急呼救

　　B. 尽早固定搬运

　　C. 尽早进行心肺复苏(CPR)和电复律治疗

006. 一清醒病人忽然发生意识丧失,伴大动脉搏动消失,可能是_____。

　　A. 休克

　　B. 心脏骤停

　　C. 窒息

参考答案

一、判断题

001. A。立即捶击有可能恢复心律。

002. A。心脏性猝死的概念。

二、单选题

001. B。

002. C。

003. B。出现尸斑、尸僵为死亡后尸体的改变。

004. A。

005. C。心脏骤停患者脑细胞在循环停止 4~6 min 即发生严重损害,所以,这段时间里是拯救生命的黄金时间。在 4~6 min 之内进行心肺复苏术成功率1%~2%,CPR 每延迟 1 min,抢救成功率下降7%~10%。

006. B。

第四节　冠状动脉粥样硬化性心脏病

主要知识点

一、冠心病的概念

　　冠状动脉粥样硬化性心脏病指冠状动脉粥样硬化使血管腔狭窄或阻塞,或(和)因冠状动脉功能性改变(痉挛)导致心肌缺血缺氧或坏死而引起的心脏病,统称冠状动脉性心脏病,简称冠心病,亦称缺血性心脏病。

　　冠心病是动脉粥样硬化导致器官病变的最常见类型,也是世界上最常见的死亡原因之一。男性多在 40~60 岁之间,女性最常在绝经后出现本病症状,男性多于女性。

　　根据冠状动脉病变的部位、范围、血管阻塞程度和心肌供血不足的发展速度、范围和程度的不同,本病可分为五种临床类型:

（1）无症状性心肌缺血型；

（2）心绞痛型；

（3）心肌梗死型；

（4）缺血性心肌病型；

（5）猝死型。

二、心绞痛的诊断和处理原则

（一）心绞痛的胸痛特点和诊断

1. 心绞痛的胸痛特点

心绞痛是冠心病的一种最常见临床类型，心绞痛特点是以发作性胸痛为主要临床表现，疼痛的特点为：

（1）部位主要在胸骨体中段或上段之后可波及心前区，有手掌大小范围，常放射至左肩、左臂内侧达无名指和小指，或至颈、咽或下颌部、牙齿及上腹部等。

（2）性质胸痛常为压迫、发闷或紧缩性，也可有烧灼感。

（3）诱因发作常由体力劳动或情绪激动所诱发，饱食、寒冷、吸烟、心动过速、休克等亦可诱发。

（4）持续时间短，疼痛常逐步加重，在 3~5 min 内渐消失，一般不超过 30 min。

（5）缓解方式一般在停止诱因后即可缓解或舌下含用硝酸甘油在几分钟内缓解。

（6）伴随症状心绞痛发作时常见心率增快、血压升高、表情焦虑、皮肤冷或出汗及呼吸困难等症状。

2. 心绞痛诊断

根据上述典型的发作特点和体征，含用硝酸甘油后缓解，结合年龄、冠心病危险因素，排除其他原因所致心绞痛，一般即可诊断。

（二）心绞痛处理原则和目的

针对心绞痛的治疗原则是改善冠状动脉的血供和降低心肌的耗氧，同时治疗动脉粥样硬化。治疗目的有两个：一是预防心肌梗死和猝死，改善预后；二是减轻症状和缺血发作，提高生活质量。

1. 心绞痛发作时的治疗

（1）休息。发作时立刻休息，一般患者在停止活动后症状即可消除。

（2）药物治疗。较重的发作，可使用作用较快的硝酸酯制剂。硝酸甘油：0.5~1.0 mg，舌下含化，1~2 min 即开始起作用。硝酸异山梨酯：5~10 mg，舌下含化，2~5 min 见效，作用维持 2~3 h。其他中成药如速效救心丸、麝香保心丸等也比较常用。

在应用上述药物的同时，可考虑用镇静药，如地西泮片（安定）2.5~5 mg，口服。

2. 心绞痛缓解期的治疗

（1）宜尽量避免各种确知足以诱致发作的因素。调节饮食，避免过饱、油腻饮食；禁绝烟酒。调整日常生活与工作量；减轻精神负担；保持适当的体力活动，但以不致发生疼痛症状为度；一般不需卧床休息。

（2）药物治疗。

①抗心绞痛和抗心肌缺血治疗药物：

A. 硝酸酯类制剂，常用有硝酸异山梨酯（消心痛）；

B. β 受体阻滞剂目前常用有美托洛尔 25~100 mg；

C. 钙通道阻滞剂有地尔硫卓。

中医中药有麝香保心丸 2 粒，复方丹参滴丸等。

②预防心肌梗死和死亡的药物：

A. 抗血小板治疗有阿司匹林片、氯吡格雷片。

B. 降血脂治疗有他汀类药物，如阿托伐他汀、辛伐他汀每晚一次等。

C. 血管紧张素转换酶抑制剂（ACEI）有卡托普利、依那普利、贝那普利等。

（3）冠脉介入治疗（PCI）：冠状动脉球囊扩张术加支架植入术。

（4）外科手术治疗：冠脉搭桥术。

（5）运动锻炼疗法：谨慎安排进度适宜的运动锻炼有助于促进侧支循环的形成，提高体力活动的耐受量而改善症状。

三、心肌梗死的诊断和处理原则

（一）心肌梗死胸痛特点和诊断

1. 心肌梗死胸痛特点

心肌梗死是心肌缺血性坏死，为在冠状动脉病变的基础上，发生冠状动脉血供急剧减少或中断，使相应的心肌严重而持久地急性缺血导致心肌坏死。

急性心肌梗死（AMI）临床表现有持久的胸骨后剧烈疼痛、发热、白细胞计数和血清心肌坏死标记物增高以及心电图进行性改变；可发生心律失常、休克或心力衰竭，属急性冠脉综合征（ACS）的严重类型。急性心肌梗死与心绞痛需仔细鉴别。

2. 急性心肌梗死诊断

根据上述典型的临床表现，特征性的心电图改变以及实验室检查发现，诊断本病并不困难。

（二）急性心肌梗死处理

急性心肌梗死处理原则：强调及早发现，及早住院，并加强住院前的就地处理。治疗原则是尽快恢复心肌的血液灌注，以挽救濒死的心肌，防止梗死扩大或缩小心肌缺血范围，保护和维持心脏功能。及时处理严重心律失常、泵衰竭和各种并发症，防止猝死，使患者不但能度过急性期，且康复后还能保持尽可能多的有功能的心肌。

1. 监护和一般治疗

（1）休息。急性期卧床休息，保持环境安静。减少探视，防止不良刺激，解除焦虑。

（2）监测。患者应立即进行心电、血压和呼吸的监测，除颤仪应随时处于备用状态。

（3）吸氧。对有呼吸困难和血氧饱和度降低者，最初几日间断或持续通过鼻管面罩吸氧。

（4）护理。急性期 12 h 卧床休息，若无并发症，24 h 内应鼓励患者在床上行肢体活动，若无低血压，第 3 天就可在病房内走动；梗死后第 4~5 天，逐步增加活动直至每天 3 次步行 100~500 m。

（5）建立静脉通道。保持给药途径畅通。若条件不允许，可改为舌下含服。

（6）扩张冠状动脉。

（7）抗血小板治疗：阿司匹林 300 mg，每日 1 次，3 日后改为 75~150 mg，每日 1 次，长期服用。氯吡格雷片 300 mg，顿服 1 次，以后 75 mg，每日 1 次。

2. 解除疼痛

尽快解除疼痛,可选用下列药物:派替啶 50～100 mg 肌内注射或吗啡 5～10 mg 皮下注射。心肌再灌注疗法是解除疼痛极有效的办法。

3. 心肌再灌注治疗

起病 3～6 h 最多在 12 h 内,使闭塞的冠状动脉再通,心肌得到再灌注,濒临坏死的心肌可能得以存活或使坏死范围缩小,减轻梗死后心肌重塑,预后改善,是一种积极的治疗措施,包括:静脉溶栓疗法、介入治疗(PCI)、紧急冠状动脉搭桥术。

4. 其他并发症的治疗

抗心律失常、控制休克、治疗心力衰竭等为常用治疗方法。

5. 船上急性心肌梗死处理

急性心肌梗死是心脏疾病中最危险的疾病,如梗死面积大,又得不到适当的治疗,死亡率很高,有时会发生突然死亡。所以在船上一旦发现此类病人,除立即绝对卧床休息、监测生命体征和一般治疗、解除疼痛、扩冠脉等处理外,应及时用通信工具和医疗救助联系,争取送医院救治。

6. 冠心病 II 级预防的 ABCDE 治疗

(1)阿司匹林和 ACEI(或 ARB)应用;

(2)β 受体阻滞剂和控制血压;

(3)控制血脂和戒烟;

(4)饮食调节和控制血糖;

(5)冠心病的教育和适当的运动。

测试题

一、判断题

001. 典型的心绞痛表现为胸骨后压榨性或紧缩性闷痛,常伴有窒息感,疼痛常放射至左侧颈部或左肩部和左上臂内侧,并可一直到达无名指和小指。

　　A. 对

　　B. 错

002. 服用中成药也可以缓解心绞痛,常用的有速效救心丸或复方丹参滴丸含服。

　　A. 对

　　B. 错

003. 心绞痛发作时,病人立即停止一切活动,坐下或卧床休息。

　　A. 对

　　B. 错

004. 心急梗死后往往由于排便、排尿而触发室颤,要注意保持大便通畅。

　　A. 对

　　B. 错

005. 急性心急梗死发生后,患者出现一系列的情绪应激反应,如烦躁、恐惧、焦虑,使病情恶化,言语安抚,不可用西地泮 10 mg 肌肉注射。

　　A. 对

B. 错

006. 心绞痛时可含服硝酸甘油止痛。

    A. 对

    B. 错

二、单选题

001. 下列＿＿＿＿＿＿＿＿不符合冠心病描述。

    A. 是世界上最常见的死亡原因之一

    B. 女性多于男性，女性最常在绝经后出现本病

    C. 冠心病可分为五种临床类型

002. 下列＿＿＿＿＿＿＿＿不是心绞痛的治疗目的。

    A. 预防心肌梗死和猝死，改善预后

    B. 减轻症状和缺血发作，提高生活质量

    C. 改善冠状动脉的血供和提高心肌的耗氧，同时治疗动脉粥样硬化

003. 关于冠心病心肌梗死的胸痛特点描述不正确的是＿＿＿＿＿＿＿＿。

    A. 常由体力劳动或情绪激动所诱发

    B. 胸痛超过 1 h 应高度怀疑心肌梗死

    C. 少数患者无疼痛，以休克或急性心力衰竭为首发表现

004. 下列＿＿＿＿＿＿＿＿不是冠状动脉粥样硬化性心脏病的简称。

    A. 冠心病

    B. 缺血性心脏病

    C. 心肌病

005. 关于冠心病心绞痛的胸痛特点描述不正确的是＿＿＿＿＿＿＿＿。

    A. 胸痛部位在胸骨体中段或下段之后，可波及心前区

    B. 胸痛性质常为压迫、发闷或紧缩性，也可有烧灼感

    C. 胸痛诱因多不明显，常发生于清晨或安静时

006. 船上一旦发现急性心肌梗死病人，下列＿＿＿＿＿＿＿＿描述不恰当。

    A. 立即进行心肌再灌注治疗

    B. 立即卧床休息解除疼痛扩冠脉等处理

    C. 及时寻求医疗救助，争取尽早送医院救治

007. 冠心病指冠状动脉粥样硬化导致心肌缺血缺氧或坏死而引起的心脏病，＿＿＿＿＿＿＿＿。

    A. 冠状动脉变性坏死，供血血管减少

    B. 冠状动脉血管腔狭窄或阻塞，或(和)冠状动脉痉挛

    C. 冠状动脉血管变性坏死，管腔狭窄或阻塞，供血流减慢

008. 心绞痛发作时，＿＿＿＿＿＿＿＿可立即舌下含服。

    A. 硝酸甘油片

    B. 硝本地平(心痛定)片

    C. 卡托普利(开博通)片

009. 解除急性心肌梗死所致胸痛极有效的办法是＿＿＿＿＿＿＿＿。

    A. 舌下含服硝酸甘油片

B. 注射哌替啶或吗啡

C. 心肌再灌注治疗

参考答案

一、判断题

001. A。典型的心绞痛的临床表现。

002. A。中成药也有改善心肌供血的作用,可以缓解心绞痛。

003. A。病人立即停止一切活动,坐下或卧床休息能降低心肌耗氧,缓解心绞痛。

004. A。心急梗死后往往由于排便、排尿而触发室颤,要注意保持大便通畅。

005. B。用西地泮10 mg肌肉注射会解除患者出现一系列的情绪应激反应,如烦躁、恐惧、焦虑,不会导致病情恶化。

006. A。

二、单选题

001. B。

002. C。应为降低心肌耗氧量。

003. A。心绞痛发作常由体力劳动或情绪激动所诱发,在没有明显诱因的安静状态下,也有胸痛症状出现,同时还伴大汗淋漓、呕吐、恶心等情况,应警惕心梗。

004. C。

005. C。

006. A。溶栓或血管重建的早期心肌再灌注治疗被认为是心肌梗死最有效的治疗手段,但船舶上通常无法实施。

007. B。

008. A。

009. C。

第五节　原发性高血压

主要知识点

一、高血压定义

高血压是一种以血压(体循环动脉压)升高为主要特点的临床综合征,临床表现无特异性,常伴或不伴有靶器官受损症状和体征,是多种心脑血管疾病产生的重要原因和危险因素。高血压可分为原发性高血压和继发性高血压,继发性高血压是某些疾病的一种临床表现,本身有明确而独立的病因,占5%。原发性高血压占高血压95%以上,本文论述均为原发性高血压。

二、高血压的诊断标准

目前,我国采用的高血压定义为收缩压不小于140 mmHg和(或)舒张压不小于90 mmHg,

高血压的诊断必须以未服用降压药物的情况下2次或2次以上非同日多次血压测定所得的平均值为依据。根据血压升高水平，又进一步将高血压分为1~3级。

三、高血压急症及其处理方法

1. 高血压急症

高血压急症是指高血压在疾病发展过程中，在某些诱因的作用下，短时间内(数小时或数天)血压急剧升高，舒张压大于130 mmHg和(或)收缩压大于200 mmHg，病情急剧恶化，并伴有心、脑、肾、眼底、大动脉等主要靶器官功能严重受损的综合征。根据靶器官功能损害情况又可分为高血压危象和高血压脑病。

2. 高血压急症处理

船上高血压急症处理原则：可根据船上医疗条件，迅速降低过高的血压，积极防治并发症。若船上条件具备，可采取更正规准确的降压方法：

(1)去除诱因，立即休息，保持安静，避免刺激。

(2)可抬高病人的床头30°角，以达到体位性降压的目的。

(3)保持呼吸道通畅，把头部偏向一侧，以免呕吐物吸入呼吸道而引起窒息。

(4)通风保障空气清新，必要时吸氧。

(5)降压药物应用：

硝苯地平(心痛定)10~20 mg舌下含服，5 min内开始降压，30 min后血压平均可下降40/25 mmHg，可维持3 h以上。

硝酸甘油0.5~1 mg舌下含服，3 min起效，维持时间短，可重复使用，尤适用于伴有心绞痛或胸闷者。

卡托普利12.5~25 mg舌下含服，起效迅速，降压效果明显，适用于急性危重高血压患者。若30 min内血压下降不明显，可再含服25 mg。

安定2.5 mg~5 mg口服，用于烦躁不安者。

(6)尽快向医疗救护中心求助，协助进一步治疗。

四、几种常见高血压急症的处理原则

(1)脑出血血压维持于160/100 mmHg至200/130 mmHg。

(2)脑梗死一般不需要做高血压急症处理。

(3)不稳定性心绞痛和急性心肌梗死可选择硝酸甘油或地尔硫卓静脉滴注，也可选择口服倍他乐克和卡托普利等治疗。血压控制目标是疼痛消失，舒张压小于100 mmHg。

(4)急性左心室衰竭硝普钠或硝酸甘油是较佳的选择，需要时还应静脉注射呋塞米等。

五、高血压急症的预防方法

(1)首先要认真改变生活方式：限制饮酒、戒烟、适当增加运动、减轻体重、低盐低脂饮食、补钙和钾等。

(2)有高血压病者应在专科医生指导下尽早治疗、个体化治疗、整体治疗、长期治疗。

(3)已经服降压药物的高血压病患者，应自我监测血压，定期到医院随诊，听从专科医生的嘱咐，不要自己随便减药、停药。

测试题

一、判断题

001.高血压是一种以血压(体循环动脉压)升高为主要特点的临床综合征,临床表现无特异性,常伴或不伴有靶器官受损症状和体征,是多种心脑血管疾病产生的重要原因和危险因素。

A.对

B.错

002.高血压本身有明确而独立的病因,原发性高血压占高血压5%以上。

A.对

B.错

003.高血压的诊断必须以未服用降压药物的情况下2次或2次以上非同日多次血压测定所得的最高值为依据。

A.对

B.错

004.高血压急症时可抬高病人的床头30°角,以达到体位性降压的目的。

A.对

B.错

二、单选题

001.关于原发性高血压和继发性高血压的描述中下列_____不正确。

A.高血压可分为原发性高血压和继发性高血压

B.继发性高血压是某些疾病的一种临床表现,本身有明确而独立的病因

C.原发性高血压占高血压5%,继发性高血压占高血压95%

002.某患者,男,54岁,近日间有头胀不适,无头痛,无恶心呕吐,不同日测血压136/92 mmHg和132/90 mmHg,诊断_____正确。

A.正常高值

B.高血压病

C.自发性脑出血

003.关于高血压急症治疗的描述中下列_____不正确。

A.保持呼吸道通畅,保障空气清新

B.去除诱因,立即休息,保持安静,避免刺激

C.可抬高病人下肢30°角,以达到体位性降压的目的

004.舒张压最高值为_____。

A.100 mmHg

B.90 mmHg

C.80 mmHg

005.关于高血压定义描述中不正确的是_____。

A.临床表现无特异性

B.都伴有靶器官受损症状和体征

C.是多种心脑血管疾病的病因的危险因素

006.关于高血压的诊断条件描述,不正确的是_____。

A. 必须以未服用降压药物的情况下

B. 2 次或 2 次以上血压测定

C. 同日多次测得血压所得的平均值为依据

007. 关于高血压急症药物治疗的描述中不正确的是_____。

A. 注射阿托品针剂

B. 硝酸甘油片舌下含服

C. 硝苯地平片舌下含服

参考答案

一、判断题

001. A。

002. B。

003. B。

004. A。

二、单选题

001. C。

002. B。

003. C。抬高病人的床头 30°角,以达到体位性降压的目的。

004. B。

005. B。

006. C。

007. A。

第六节 脑血管意外

主要知识点

一、脑血管意外临床表现

1. 短暂性脑缺血发作(TIA)的特点

(1)多发生在 50 岁以上的中老年人群,常有高血压、糖尿病、高脂血症、脑动脉硬化等病史。

(2)常突然起病,可有一过性失明、失语、偏瘫、眩晕、构音不清、共济失调、吞咽困难等症状。

(3)发作时间较短,一般持续 10～20 min,多在 1 h 内缓解,最长不超过 24 h,不留神经功能缺损症状,影像学检查无责任病灶。

2. 脑血栓形成的特点

(1)多为 60 岁以上的老年人,常有高血压、糖尿病、高脂血症、脑动脉硬化和短暂性脑缺血发作的病史。

（2）多在睡眠或休息时发病，患者多在晨起时出现一侧肢体无力、肢体麻木、失语等。

（3）病情多数小时至数天逐渐达到高峰。大面积梗死时可伴有意识障碍。

（4）脑脊液检查压力不高，常规及生化检查也多正常。头颅 CT 检查可见低密度梗死区，大面积梗死可伴有脑水肿和占位效应。

（5）年轻人患此病时，应考虑脑动脉炎、心房黏液瘤等病变的可能性，应做心脏和脑的超声检查。

3. 脑栓塞的特点

（1）起病急，发病迅速，进展较快。

（2）常有心脏瓣膜病、心房纤颤、心肌梗死和大动脉粥样硬化病史。

（3）起病后常有昏迷、抽搐、偏瘫，有时还能发现其他部位的栓塞而出现的症状。

（4）脑脊液压力检查偏高或正常，有时可见红细胞。头颅 CT 检查与脑血栓形成类似，有时脑水肿较明显，在低密度区有高密度灶存在即为继发出血性转化。

4. 脑出血的特点

（1）多发生于 40～60 岁的人，多数患者有高血压病史。

（2）常在活动中或情绪激动时发病。

（3）起病急，进展快，常在短时间内达到严重的程度。

（4）发病前，多有先兆症状，如头晕、头痛、呕吐，随即出现意识障碍。意识障碍的程度越深，病情愈后越差。有的病人有抽搐，大小便失禁。

（5）可合并眼底视网膜出血，出现视物模糊等症状。

（6）脑脊液检查可出现血性脑脊液，脑脊液的压力增高。头颅 CT 检查早期就可出现出血灶的高密度区，两周后检查出血灶可能吸收变为低密度区。

（7）如果是内囊出血，则可伴见出血灶对侧偏瘫，偏身感觉障碍，同象偏盲。有的还有失语、眼球凝视麻痹等征状。

（8）如果是小脑出血，则以枕部痛、眩晕、呕吐为早期症状，昏迷多见。病人眼球震颤明显，肢体共济失调等。

（9）如果是脑干出血，则一开始就见昏迷，瞳孔改变，对光反应迟钝，交叉瘫或四肢瘫痪，双侧面神经麻痹。有时有高热、呼吸不规则。

（10）如果是脑室出血，发病后头痛、呕吐，脑膜刺激征阳性。重者昏迷、去大脑强直、四肢软瘫、高热、呼吸不规则、血压不稳、脉搏无力。

5. 蛛网膜下腔出血的特点

（1）多见于青中年人，病因以动脉瘤或脑血管畸形为主。

（2）常突然起病，出现剧烈头痛、呕吐，伴或不伴有意识障碍。

（3）检查时有脑膜刺激征，可有轻偏瘫和椎体束征。

（4）眼底检查可发现玻璃体下片状出血。

（5）脑脊液检查可见不凝、均匀一致的血性脑脊液，压力增高。头颅 CT 检查可见脑池、蛛网膜下腔高密度出血征象。

（6）数字减影血管造影（DSA）、CTA、MRA 检查可发现动脉瘤和血管畸形。

二、处理原则

对于急性脑血管意外,一般来说,必须住院治疗,但院前急救也不可忽视。抢救脑卒中的要点有:

原则上一旦怀疑是脑卒中,就应卧床休息。不要随意搬动病人,立即无线电医学咨询,并采取适当的抢救措施。当呼吸道阻塞时,应立即清理呼吸道;当出现呼吸骤停时,应立即做人工呼吸。

测试题

一、判断题

001. 脑出血病人有出血倾向和并发消化道出血者外,多数患者可常规使用止血药。
    A. 对
    B. 错

002. 脑血管常见的急症是脑血管意外,又称急性脑血管病、脑卒中或中风。
    A. 对
    B. 错

003. 脑血管意外多有高血压、小脑动脉硬化、脑血管畸形等病史。
    A. 对
    B. 错

004. 低温可降低细胞的代谢,常用头枕冰袋、冰帽,起到脑保护的作用。
    A. 对
    B. 错

二、单选题

001. 脑血管意外_____。
    A. 是临床少见病、多发病,其病死率、致残率均高,和心脏病、恶性肿瘤构成人类死亡的三大疾病
    B. 是临床常见病、多发病,其病死率、致残率均低,和心脏病、恶性肿瘤构成人类死亡的三大疾病
    C. 是临床常见病、多发病,其病死率、致残率均高,和心脏病、恶性肿瘤构成人类死亡的三大疾病

002. 起病急、发病迅速、进展较快是_____。
    A. 短暂性脑缺血发作
    B. 脑血栓形成
    C. 脑栓塞

003. 急性出血性脑血管疾病,要积极降颅压,常用_____。
    A. 口服葡萄糖
    B. 20% 甘露醇或呋塞米静脉用药降颅压
    C. 人体血清白蛋白

004. 头颅 CT 检查早期就可出现病灶的高密度区的是_____。
    A. 脑出血

B. 脑血栓形成

C. 脑栓塞

005. 急性期脑出血，_____可适当降压。

A. 当血压大于或等于 200/110 mmHg 时

B. 当血压大于或等于 200/120 mmHg 时

C. 当血压大于或等于 180/100 mmHg 时

006. 急性脑血管疾病也称脑卒中，_____。

A. 主要包括脑梗死（脑血栓形成、脑栓塞）、脑出血和蛛网膜下腔出血

B. 主要包括脑梗死（脑血栓形成、脑栓塞）和蛛网膜下腔出血

C. 主要包括脑梗死（脑血栓形成、脑栓塞）和脑出血

007. 脑血管意外_____。

A. 是各种病因导致的急性脑血管病的总称，分缺血性和出血性两大类

B. 是各种病因导致的急慢性脑血管的总称，分缺血性和出血性两大类

C. 是各种病因导致的慢性脑血管病的总称，分缺血性和出血性两大类

008. 蛛网膜下腔出血_____。

A. 老年人多见

B. 儿童人多见

C. 青、中年人多见

参考答案

一、判断题

001. B。脑出血病人使用止血药效果不明显，只有出血倾向和并发消化道出血时用，多数患者常规不用。

002. A。脑血管常见的急症是脑血管意外，又称急性脑血管病、脑卒中或中风。

003. A。脑血管意外多有高血压。

004. A。低温可降低细胞的代谢起到脑保护作用。

二、单选题

001. C。

002. C。

003. B。

004. A。

005. A。当血压不小于 200/110 mmHg 时，可适当降低血压。

006. A。

007. B。

008. C。

第九章　创伤

第一节　脊柱损伤

主要知识点

脊柱损伤伤情多严重复杂,易导致脊髓损伤。脊髓损伤导致截瘫,高位脊髓损伤甚至可导致伤员立即死亡。对脊柱损伤病人的救治必须掌握一定的救护知识及技巧,否则很可能因为第一线救护措施不当而造成损伤加重,甚至发生截瘫或死亡。

一、脊柱损伤的临床表现和治疗诊断要点

1. 临床表现

胸、腰椎损伤时,伤员自觉受伤部位局部疼痛,腰背部肌肉痉挛,不能起立,翻身困难,感觉腰部软弱无力。同时可发现骨折处肿胀,脊柱向后凸出畸形并有压痛。若合并有脊髓损伤则在损伤部位以下出现肢体、躯干的感觉、运动等功能障碍。

2. 诊断

检查脊柱时用手指从上到下逐个按压棘突,于中线处可发现局部肿胀及明显压痛。胸、腰段脊椎损伤时常有向后突畸形。颈椎损伤时肿胀和后突畸形并不明显,但有明显压痛。

注意不能用过度旋转和摆动的方法来检查颈椎损伤的伤员。

二、脊柱损伤的并发症的防治

脊柱损伤的并发症为外伤性截瘫,多是在发生脊柱骨折的同时损伤脊髓所致,但也有可能是由于急救或搬运时处理不当所导致,应防止发生。

三、脊柱损伤的处理和搬运注意事项

单纯脊柱骨折应严格卧硬板床休息约8周。日常生活包括进食、大小便都应在床上进行,以防止骨折移位造成继发脊髓损伤。若疑有合并脊髓损伤时,须应立即通过无线电通信联络,及时转送医院诊治。

急救和搬运不当可使脊髓损伤平面上升或由不完全损伤变为完全性脊髓损伤。搬动时病人要躺在硬板床上一起搬。

(1)用木板或平板担架搬运。若用帆布担架,可使伤员俯卧。但颈部损伤以及有呼吸困难等,不可俯卧。

(2)先使伤员两下肢伸直,两上肢也伸直放于身旁。木板放在伤员一侧,两至三人扶伤员躯干、骨盆、肢体使之成一整体平移至木板上。禁用搂抱或一人抬头、一人抬脚的方法。然后用沙袋放在伤员躯体两侧或用布条分道将躯体和担架捆绑在一起以防搬运途中躯体摆动。

(3)对颈椎损伤的伤员,要有专人托住头部并沿纵轴略加牵引,在与躯干一致姿势下搬动。或由伤员自己双手托住头部,缓慢搬移,用纱袋或折好的衣物放在颈的两侧加以固定。

测试题

一、判断题

001.颈段脊髓损伤后可出现双上肢感觉、运动障碍。
    A.对
    B.错

002.脊柱损伤后,容易造成肢体瘫痪,大小便失禁。
    A.对
    B.错

003.颈椎损伤时肿胀和后突畸形明显,压痛不明显。
    A.对
    B.错

二、单选题

001.胸腰椎损伤搬动时,_____的方法。
    A.可用一人抬头、一人抬脚
    B.禁用搂抱或一人抬头、一人抬脚
    C.可用背式

002.脊柱损伤处理应卧硬板床休息_____周。
    A.4
    B.8
    C.2

003._____工具不可用于脊柱损伤的伤员运转。
    A.硬木板
    B.普通担架
    C.金属硬质担架

004.颈椎损伤的伤员,转院时,_____搬动头部。
    A.可两人一起
    B.严禁随意强行
    C.为缓解头痛可以

005.下列颈椎损伤指征错误的是_____。
    A.疼痛
    B.颈部不敢活动
    C.大多意识障碍

参考答案

一、判断题

001.A。

002．A。

003．B。

二、单选题

001．B。

002．B。

003．B。

004．B。

005．C。

第二节 骨折

主要知识点

一、骨折的类型和临床表现

（一）骨折的类型

根据骨折处皮肤、黏膜是否完整，骨折端是否与外界相通可分为闭合性骨折和开放性骨折。骨折处皮肤或黏膜完整，骨折端不与外界相通为闭合性骨折；骨折处皮肤或黏膜破裂，骨折端与外界相通为开放性骨折。

（二）骨折的临床表现

大多数骨折只引起局部症状，严重骨折和多发性骨折可致全身反应。

1．全身表现

（1）休克。骨折所致休克的主要原因是失血，尤其是骨盆骨折、股骨骨折等多发性骨折容易发生，若同时伴有内脏实质器官的损伤，则休克的发生率更高，病情更严重。骨折引起的疼痛可诱发或加剧休克。

（2）发热。骨折后体温一般正常，血肿吸收期可出现低热。开放性骨折伴感染可出现高热。

2．局部表现

（1）一般表现为局部疼痛、肿胀、瘀斑和肢体功能障碍。

（2）骨折特有的体征表现为畸形、异常活动、骨擦音或骨擦感。

①畸形：骨折段移位可使患肢外形发生改变，主要表现为缩短、成角或旋转畸形。

②异常活动：正常情况下肢体不能活动的部位，骨折后出现不正常的活动。

③骨擦音或骨擦感：骨折后，两骨折端相互摩擦时，可产生骨擦音或骨擦感。

三种骨折特有体征只要出现一种即可诊断骨折。

二、常见骨折的现场处理原则

骨折的现场急救除了要注意骨折的处理外，更重要的是及时发现和处理危及生命的合并伤，用简单而有效的方法抢救生命、临时包扎固定并迅速转运到医院。

1．一般处理

原则是就地包扎伤口、止血和固定骨折。首先抢救生命，如心脏骤停、窒息、大出血、休克及开放性气胸等。

2. 伤口的处理

开放性骨折伤口的出血可用加压包扎止血。大血管出血时用止血带止血或血管钳钳夹止血。伤口用无菌敷料或清洁布类包扎。骨折断端戳出伤口者,不允许立即复位,以免污物带到伤口深处。

3. 骨折的临时固定

凡疑有骨折者,均应按骨折处理,特别注意骨折断端损伤血管和神经。固定的材料有特制的夹板、木板、木棍、树枝等,也可将上肢骨折固定于胸部,下肢骨折时将患肢与健肢捆绑固定。

4. 及时转运

应迅速平稳。脊柱骨折须平卧硬板,不宜用普通担架,特别是颈椎骨折要固定好头颈部。

三、骨折患者的运转注意事项

(1)对脊柱、骨盆骨折的患者要选择平整的硬板或担架。途中尽量减少震动,以免增加患者的痛苦和进一步的损伤。

(2)固定骨折为运转最重要的一环。运转时要固定骨折。注意观察肢体的颜色、温度、感觉、肿胀及活动功能。若肢体发紫、温度发凉、肿胀明显,说明固定过紧,应将固定夹板横带放松。

(3)密切观察患者的病情。注意神志、呼吸、面色、脉搏的变化情况,在必要时做急救处理。

四、肢骨折的各种固定方法

1. 上臂骨折(肱骨干骨折)固定方法

屈肘90°,用两块有垫夹板固定。一块放在内侧,另一块放在外侧。注意:夹板上下端应超过骨折处(即压痛最明显、存在异常活动处),用绷带固定。前臂悬吊于胸前。如果无夹板,则临时将上臂与胸壁捆绑固定。

2. 前臂骨折方法

用两块有垫夹板在掌、背侧固定前臂,或用杂志卷成圆筒状包绕前臂,用绷带或绳子绑好固定后,屈曲肘关节并用三角巾悬吊于胸前。

3. 手、腕部骨折方法

用手握纱布棉花团或绷带卷,然后用有垫夹板固定手及前臂,并用三角巾悬吊于胸前。

4. 股骨骨折方法

用有垫长木板置于下肢及股外侧。下起足跟部,上达大腿根部。另一有垫短木板置于大腿内侧,用布带或绷带绕躯干包扎。若无夹板,也可将两下肢并拢捆住。

5. 胫、腓骨骨折及踝部骨折方法

用有垫长夹板一或两块,上自大腿下部,下至足跟部,包扎固定。亦可先用折叠的床单及毯子自大腿下端到足部加以包裹,然后外用木板固定。

测试题

一、判断题

001. 骨折固定时,只应固定骨折部位,不可将上、下关节固定。

A. 对

B. 错

002. 不可将骨折的肢体固定在健侧肢体上。

    A. 对

    B. 错

003. 骨折固定时，只要不绑得太紧，夹板就无须加垫布。

    A. 对

    B. 错

004. 骨折后 1 周内，局部练习应以患肢肌肉主动收缩运动为主，骨折上下关节暂不能活动。

    A. 对

    B. 错

005. 完全离断的指(肢)体，除非污染严重，一般无须冲洗，应使用无菌或清洁的布料、毛巾等物品包裹。

    A. 对

    B. 错

006. 完全离断的指(肢)体，若现场距离医院较远可用干燥冷藏法保存。

    A. 对

    B. 错

二、单选题

001. 骨折现场急救不正确的是_____。

    A. 防休克

    B. 手法复位

    C. 临时固定

002. 在转运骨折患者时，最重要的环节是_____。

    A. 止痛

    B. 尽快

    C. 固定骨折

003. 遇开放性骨折时，外露的骨组织_____，以免引起深部组织的严重污染和损伤。

    A. 应即回纳复位固定

    B. 严禁回纳复位

    C. 严禁复位后倒入抗生素

004. 骨折病人应_____。

    A. 将暴露伤口外的断骨纳回伤口内

    B. 先止血后固定

    C. 用铁板固定

005. 固定骨折的材料为_____。

    A. 铁片

    B. 合适的木板

    C. 铝片

参考答案

一、判断题

001. B。骨折固定时原则。

002. B。下肢骨折时可将骨折的肢体固定在健侧肢体上达到固定的目的。

003. B。骨折固定时,夹板就需加垫布防止压伤。

004. A。骨折后应积极康复训练。

005. A。完全离断的指(肢)体,除非污染严重,一般无须冲洗,应使用无菌或清洁的布料、毛巾等物品包裹,尽快进行断肢再植。

006. A。完全离断的指(肢)体,若现场距离医院较远可用干燥冷藏法保存,可延长再植手术距外伤的时间。

二、单选题

001. B。

002. C。避免骨折断端进一步损伤周围血管和神经。

003. B。

004. B。

005. B。

第三节　关节脱位

主要知识点

一、关节脱位的定义和分类

关节的相互关系发生变化,失去正常的活动功能称为脱位。根据脱位的程度不同,可分为半脱位和完全脱位;根据脱位的时间分为新鲜脱位、陈旧性脱位(脱位3~4周未复位);根据关节腔是否与外界相通又分为开放性和闭合性脱位。

二、关节脱位的临床表现和诊断

1. 临床表现

(1)疼痛。

(2)肿胀和皮下瘀血。

(3)功能障碍关节失去正常的活动功能。

(4)关节脱位有体征畸形、关节内空虚、弹性固定等特点。由于关节脱位,可造成伤侧肢体各种各样的畸形。与对侧关节进行比较即可发现。

2. 诊断

关节脱位时局部疼痛、关节功能障碍、关节畸形变化,一般不难诊断。

三、各种脱位的复位方法

复位后需将肢体固定在关节不宜脱位的位置,根据脱位关节的不同,一般固定时间为1~

4 周不等。手法不能早期复位者,须及时通过无线电通信联络,联系转送医院治疗。

1. 肩关节脱位复位方法(手牵足蹬复位法)

伤员仰卧,术者用足抵住患侧腋窝,双手握住伤肢腕部,逐渐向下牵拉,同时以足为支点,边牵拉边内收伤肢即可复位。复位后将肘关节屈曲悬吊于胸前,3～4 周后逐渐练习肩关节活动。

2. 肘关节脱位

以后脱位多见。患者坐位或仰卧位。两术者一人双手握住患肢上臂,另一术者握住患肢腕部相互对抗牵拉,同时逐渐屈曲肘关节即可复位。复位后屈曲肘关节 90°悬吊胸前 3 周后,逐渐练习肘关节伸屈活动。

测试题

一、判断题

001. 关节脱位时肢体活动不受限。

　　A. 对

　　B. 错

002. 关节脱位复原后疼痛可以立即减轻或消除。

　　A. 对

　　B. 错

003. 关节脱位后,最有效的抢救办法是及时而准确地将其复位。

　　A. 对

　　B. 错

004. 肘关节脱位后可用拔伸足蹬法复位。

　　A. 对

　　B. 错

005. 肩关节脱位后复位足蹬时可用暴力,不能引起腋窝的血管神经损伤。

　　A. 对

　　B. 错

二、单选题

001. 下列_____不是关节脱位的特有体征。

　　A. 疼痛

　　B. 畸形

　　C. 弹性固定

002. 关节脱位后复位时间是_____。

　　A. 2 h

　　B. 越晚越好

　　C. 越早越好

003. 肩关节脱位复位后用绷带和颈吊带固定_____。

　　A. 3～6 个星期

　　B. 2～5 个星期

C.1～4 个星期

004.关于关节脱位说法错误的是_____。

A.早期复位容易效果好

B.复位后需将肢体固定在关节不宜脱位的位置

C.不能早期手法复位者,可不必急于处理

005.关节脱位特有体征为_____。

A.疼痛

B.肿胀和皮下瘀血

C.畸形、关节内空虚、弹性固定

参考答案

一、判断题

001.B。关节脱位时肢体活动受限。

002.A。关节脱位复原后疼痛可以立即减轻或消除。

003.A。

004.B。肩关节脱位后可用拔伸足蹬法复位。

005.B。肩关节脱位后复位足蹬时不可用暴力,这能引起腋窝的血管神经损伤。

二、单选题

001.A。

002.C。复位要越早越好,早期复位容易,效果好,有时甚至不需要麻醉。

003.C。

004.C。

005.C。

第四节　软组织损伤

主要知识点

一、软组织损伤的定义和分类

各种急性或慢性的直接或间接暴力导致局部皮肤、皮下组织、肌肉、肌腱、韧带等周围软组织损伤称为软组织损伤。其可分为闭合性和开放性软组织损伤。

1.闭合性软组织损伤

(1)挫伤指钝性暴力引起的皮下组织损伤,表现为瘀血、青紫、肿胀或血肿。

(2)扭伤指关节周围韧带损伤。

(3)肌肉和肌腱断裂表现为断裂处疼痛、压痛、肿胀,受伤肌肉暂时或永久性功能丧失。

(4)挤压伤指富有肌肉的肢体或躯干受长时间重物挤压导致广泛的组织破坏,损伤极为严重,表现为受伤组织进行性肿胀、皮肤紧张。

2. 开放性软组织损伤

（1）擦伤指皮肤表层的损伤。

（2）撕裂伤指钝器打击致使皮肤及皮下组织裂开。

（3）刀割伤，即由锐利的刀刃、玻璃等所造成的损伤。

（4）刺伤，即细长的锐器所致的损伤。

（5）撕脱伤，即发辫或衣袖被突然卷入高速旋转的机器中，使大片头皮、皮肤、肌腱从深层组织上撕脱下来。

二、急、慢性软组织损伤的特点

急性软组织损伤指软组织由于受到急性的暴力所导致的损伤，故表现为急性症状，如局部肿胀、瘀血、皮肤瘀斑，疼痛较剧烈，而慢性软组织损伤多为肌肉肌腱受到慢性间接暴力反复作用所引起，故多表现为慢性疼痛，反复发作，迁延不愈。

三、开放性软组织损伤的急救方法

1. 擦伤受伤

皮肤的表面有少量小的出血点和擦痕，一般损伤较轻。

治疗：用肥皂水和生理盐水将伤口周围皮肤洗净，涂以红汞酊即可。头部的擦伤，在皮肤清洗前应剪去伤口周围的毛发。

2. 撕裂伤

由钝器打击后致使皮肤及皮下组织裂开，容易发生坏死或感染。

治疗：新鲜伤口应争取于伤后 12~24 h 进行清创缝合。若伤口小或无条件缝合，可清洗消毒伤口后用干净纱布包扎，每日换药让伤口自行愈合。

3. 刀割伤

由锐利的刀刃、玻璃或竹片等所造成的损伤，可造成周围神经、血管和肌腱的破损和断裂。

治疗：伤口小，污染轻微者，可经皮肤消毒和伤口清洁后行一期缝合；若伤口较大且深，应在伤后 8~12 h 内进行清创缝合。

4. 刺伤

由细长的锐器如针、刺刀、木刺等所致的损伤，可造成深部组织的损伤。

治疗：用3%过氧化氢（双氧水）反复冲洗伤口，扩大伤口的外部，取尽残留的异物，并充分地进行引流，以利伤口的尽早愈合。

5. 撕脱伤

大片头皮或手足的皮肤、肌腱从深层组织上撕脱下来，多伴有广泛的出血，并常出现休克。

治疗：急救时应抗休克，行创口包扎，并将撕脱的皮肤包好冷藏，速送医院进一步处理。

测试题

一、判断题

001. 闭合性软组织损伤及疖肿的初期可行冷敷。

　A. 对

　B. 错

002. 软组织损伤伤口深、污染重的患者，必须到医院注射破伤风抗毒素。

　A. 对

B. 错

003. 小面积擦伤可用2%红汞酊或1%~2%龙胆紫溶液涂抹,需要包扎。

    A. 对

    B. 错

004. 肌肉、韧带或关节挫伤后,应局部制动,24 h内开始热敷、理疗和按摩。

    A. 对

    B. 错

二、单选题

001. 挫伤是一种遭遇钝性暴力所引起的_____损伤。

    A. 皮肤组织

    B. 皮下组织

    C. 肌肉组织

002. 以下_____属于急性软组织损伤的特点。

    A. 反复发作

    B. 瘀血、皮肤瘀斑

    C. 迁延不愈

003. 关于开放性软组织损伤的急救,错误的是_____。

    A. 所有的伤口和创面均需清洁和消毒

    B. 尽量消除污染物质

    C. 药物治疗是预防感染和保障伤口愈合的关键性措施

004. _____属于开放性软组织损伤。

    A. 擦伤

    B. 挫伤

    C. 扭伤

005. 以下_____不属于慢性软组织损伤的特点。

    A. 反复发作

    B. 疼痛剧烈

    C. 迁延不愈

006. 对一般的挫伤或扭伤,可用中草药外敷,必要时用夹板固定,限制关节活动_____。

    A. 1周

    B. 2~3周

    C. 4~5周

007. 急性软组织挫伤时,应_____。

    A. 只用热敷

    B. 先冷敷,后热敷

    C. 先热敷,后冷敷

008. 不属于闭合性软组织损伤的是_____。

    A. 擦伤

    B. 挫伤

C.扭伤

参考答案

一、判断题

001.B。

002.A。软组织损伤伤口深、污染重的患者,为预防破伤风必须到医院注射破伤风抗毒素。

003.B。

004.B。肌肉、韧带或关节挫伤后,应局部制动;48 h后,开始热敷、理疗和按摩。

二、单选题

001.A。

002.B。

003.C。所有的伤口和创面均需清洁和消毒,尽量消除污染物质。然后根据具体情况施行各种手术处理,如清创、缝合、骨折固定、植皮等。这种手术处理是预防感染等并发症和保障伤口愈合的关键性措施。

004.A。

005.B。

006.B。

007.B。

008.A。

第十章　环境及理化因素损伤

第一节　溺水

主要知识点

一、溺水的分类

根据浸没的介质不同,分为淡水淹溺和海水淹溺。人体溺水吸入淡水或海水后,血容量、血电解质浓度和心血管功能变化不同,但都可引起肺顺应性降低、肺水肿、肺内分流、低氧血症和混合性酸中毒。

二、溺水的临床表现

淹溺患者出现神志丧失、呼吸停止或大动脉搏动消失,处于临床死亡状态。近乎淹溺患者临床表现个体差异较大,与溺水持续时间长短、吸入水量多少、吸入介质的性质和器官损伤严重程度有关。

1.症状

近乎淹溺者可有头痛或视觉障碍、剧烈咳嗽、胸痛、呼吸困难和咯粉红色泡沫样痰。溺入海水者,口渴感明显,最初数小时可有寒战和发热。

2.体征

淹溺者口腔和鼻腔内充满泡沫或泥污、皮肤发绀、颜面肿胀、球结膜充血和肌张力增加;精神和神志状态改变包括烦躁不安、抽搐、昏睡和昏迷;呼吸表浅、急促或停止,肺部可闻及干、湿啰音;心律失常、心音微弱或心跳停止;腹部膨隆,四肢厥冷。跳水或潜水发生淹溺者可伴有头部或颈椎损伤。

三、溺水急救措施

1.尽快将溺水者从水中救出

当发生溺水时,不熟悉水性时可采取自救法:除呼救外,取仰卧位,头部向后,使鼻部可露出水面呼吸。呼气要浅,吸气要深。可浮出水面。不要将手臂上举乱扑动,而使身体下沉更快。如果发生小腿抽筋,采取仰泳位,用手将抽筋的腿的脚趾向背侧弯曲,可使痉挛松解。救护溺水者,应迅速游到溺水者附近,观察清楚位置,从其后方出手救援。或投入木板、救生圈、长竿等,让落水者攀扶上岸。

2.出水后的现场救护

救起的溺水者,首先要判定:是否有呼吸;是否有心跳;神志清楚还是意识丧失;是否有严重体温过低;头部、颈及腰椎有无外伤。

清理溺水者口鼻内污水、污物、分泌物及其他异物,有假牙取下假牙,然后进行控水处理。

切忌因倒水过久而影响呼吸和心脏复苏;可采用肩背倒立倒水法或采取头低俯卧位行体位引流,拍打背部促使气道液体排出。如果溺水者呼吸心跳已停止,立即进行口对口人工呼吸,同时进行胸外心脏按压。复苏期间常会发生呕吐,注意防止呕吐物误吸。在患者转送过程中,也不应停止心肺复苏。药物:在人工呼吸的同时,可肌肉注射呼吸兴奋剂洛贝林 3～10 mg。

3.复苏后护理

(1)保暖:用毛毯或棉被包裹身体。

(2)神志不清,头偏向一侧,保持呼吸道通畅。

(3)清醒后给予少量热饮料口服。

四、溺水伤员后续的生命支持

1.供氧

吸入高浓度氧或高压氧治疗,根据病情可采用机械通气。

2.复温

体温过低者,可采用体外或体内复温措施。

3.脑复苏

静脉输注甘露醇降低颅内压,缓解脑水肿。

4.处理并发症

对合并惊厥、低血压、心律失常、肺水肿、电解质和酸碱平衡失常者进行相应处理。

测试题

一、判断题

001.溺水者应尽快采取头低俯卧位,宜长时间拍打背部行体位引流。

　　A.对

　　B.错

002.溺水者呼吸停止,应迅速清除口鼻内物,后进行人工呼吸法。

　　A.对

　　B.错

003.海水淹溺时,海水进入人体后迅速吸收到血循环,严重病例可引起溶血,出现高钾血症和血红蛋白尿。

　　A.对

　　B.错

004.遇到溺水时,必须争分夺秒地进行现场急救,切不可因急于送医院而失去宝贵的抢救时机。

　　A.对

　　B.错

二、单选题

001.人体溺水吸入淡水或海水后可能会_____。

　　A.只引起肺顺应性降低

　　B.只引起混合性酸中毒

　　C.引起肺顺应性降低、肺水肿、肺内分流、低氧血症和混合性酸中毒

002. 跳水或潜水发生淹溺者_____。
    A. 一定会急救成功
    B. 一定急救效果不好
    C 可伴有头部或颈椎损伤

003. 当发生溺水时,如果发生小腿抽筋,_____。
    A. 会游泳者采取仰泳位
    B. 不用手将抽筋的腿的脚趾向背侧弯曲
    C. 不要慢慢游向岸边

004. 溺水伤员的后续生命支持_____。
    A. 只需要吸氧
    B. 不需要复温
    C. 包括供氧、复温、脑复苏、处理并发症

005. 当发生溺水时,若不熟悉水性,可采取的自救法为_____。
    A. 鼻部露出水面后,呼气要浅、吸气要深
    B. 要将手臂上举乱扑动
    C. 不要使鼻部露出水面呼吸

006. 救起的溺水者,_____。
    A. 首先要判定是否有呼吸,是否有心跳;神志清楚还是意识丧失;是否有严重体温过低;头部、颈及腰椎有无外伤
    B. 回医院后清理溺水者口鼻内污水、污物分泌物及其他异物,有假牙的取下假牙,然后进行控水处理
    C. 先不要急救,等医生来

007. 近乎淹溺者症状为_____。
    A. 只有头痛或视觉障碍
    B. 可有头痛或视觉障碍、剧烈咳嗽、胸痛、呼吸困难和咯粉红色泡沫样痰
    C. 表现最初数小时寒战和发热

008. 多数淹溺者猝死的原因是_____。
    A. 胃出血
    B. 窒息
    C. 感染

参考答案

一、判断题

001. C。溺水者应尽快采取头低俯卧位,拍打背部行体位引流,但不宜时间太长以免延误心肺复苏。

002. A。溺水者呼吸停止,应迅速清除口鼻内物,后进行人工呼吸法。

003. B。淡水淹溺:淡水较血浆或其他体液渗透压低,进入人体后会迅速吸收到血循环,严重病例可引起溶血,出现高钾血症和血红蛋白尿。

004. A。淹溺又称溺水,是由于大量的水灌入呼吸道和肺内,或冷水刺激引起喉痉挛,造成窒

息或缺氧,若不及时救治,4~6 min 即可造成呼吸、心脏骤停死亡。

二、单选题

001. A。人体溺水吸入淡水或海水后,尽管血容量、血电解质浓度和心血管功能变化不同,但都可引起肺顺应性降低、肺水肿、肺内分流、低氧血症和混合性酸中毒。

002. C。

003. A。用手将抽筋的腿的脚趾向背侧弯曲,可使痉挛松解。

004. C。

005. A。因为深吸气时,人体比重降到 0.967,比水略轻,可浮出水面(呼气时人体比重为 1.057,比水略重)。

006. A。

007. B。

008. B。

第二节　体温过低(冻僵)

主要知识点

冻僵又称意外低体温,是指处在寒冷(-5 ℃以下)环境中机体中心体温小于 35 ℃并伴有神经和心血管系统损害为主要表现的全身性疾病,通常暴露寒冷环境后 6 h 内发病。

一、病因

冻僵常见于以下三种情况:

①长时间暴露于寒冷环境又无充分保暖措施和热能供给不足时发生;

②年老、体衰、慢性疾病和严重营养不良患者在低室温下也易发生;

③意外冷水或冰水淹溺者。

二、临床表现

(1)体温 32~35 ℃:患者表现疲乏、健忘和多尿,肌肉震颤、血压升高、心率和呼吸加快,逐渐出现不完全性肠梗阻。

(2)体温 28~32 ℃:患者表情淡漠、精神错乱、语言障碍、行为异常、运动失调或昏睡。心电图异常。

(3)体温在 30 ℃时,寒战停止、神志丧失、瞳孔扩大和心动过缓。

(4)体温小于 28 ℃:患者出现少尿、瞳孔对光反应消失、呼吸减慢和心室颤动。

(5)体温降至 24 ℃时,出现僵死样面容。

(6)体温不超过 20 ℃时,皮肤苍白或青紫,心跳和呼吸停止,瞳孔固定散大,四肢肌肉和关节僵硬。

三、诊断

根据长期寒冷环境暴露史和临床表现不难诊断,中心体温测定可证实诊断。中心体温测定有两个部位。

①直肠测温:应将温度计探极插入 15 cm 深处测定体温;

②食管测温:将温度计探极放置喉下 24 cm 深处测取体温。

四、治疗

积极采取急救复苏和支持措施,防止患者体热进一步地丢失,采取安全有效的复温措施和预防并发症。

(一)现场处理

迅速将患者移至温暖环境,立即脱去患者潮湿衣服,用毛毯或厚棉被包裹患者身体。搬动时要谨慎,以防发生骨折。

(二)院内处理

1. 急救处理

在未获得确切死亡证据前,必须积极进行复苏抢救。对于反应迟钝或昏迷者,保持气道通畅,进行气管内插管或气管切开,吸入加热的湿化氧气。对于休克患者,在复温前,首先恢复有效循环容量。发生心室颤动者,立即给予电除颤(200～300 J)。

2. 复温技术

(1)被动复温:通过机体产热自动复温,适用于轻度冻僵患者。将患者置于温暖环境中,应用较厚棉毯或棉被覆盖或包裹患者复温。

(2)主动复温:即将外源性热传递给患者,适用于①中心体温度低于 32 ℃;②心血管功能不稳定;③高龄老人;④中枢神经系统功能障碍;⑤内分泌功能低下;⑥疑有继发性低体温时。

主动体外复温:直接通过体表升温的方法,用于既往体健的急性低体温者。应用电热毯、热水袋或 40～42 ℃ 温水浴升温等。

主动体内复温:通过静脉输注加热(40～42 ℃)液体或吸入加热(40～45 ℃)湿化氧气,或应用 40～45 ℃ 灌洗液进行胃、直肠、腹膜腔或胸腔灌洗升温。心脏呼吸停止者,如果体温升至 28 ℃ 以上仍无脉搏,应行心肺复苏及相应药物治疗。体温升至 36 ℃ 时,经各种复苏措施仍无效者,可中止复苏。

3. 并发症治疗

低体温持续时间较长时,常发生非心源性肺水肿、应激性溃疡、胰腺坏死、心肌梗死、脑血管意外和深部静脉血栓形成等并发症。冻僵患者,常会发生肺不张、吸入性肺炎和复温后肺水肿。出现上述并发症应进行相应处理。

五、注意事项

(1)深度的冻僵常不易与死亡鉴别,故决不可轻易放弃抢救时机。

(2)受冻的肢体应稍抬高,以利水肿早消。对受冻肢体的后遗症,如肌肉痉挛、关节强直等,应尽早采用热敷、理疗、按摩等疗法,并结合自动与被动运动锻炼,促进肢体功能康复。

(3)对全身冻僵病人,经急救或急救无效时,应迅速送医院救治。在运送途中,要始终注意病人保暖。

测试题

一、判断题

001. 冻僵的病人应采取用雪搓的方法复温。

    A. 对

    B. 错

002. 深度的冻僵常不易与死亡鉴别,不可轻易放弃抢救时机。
   A. 对
   B. 错

003. 冻僵可发生于意外冷水或冰水淹溺者。
   A. 对
   B. 错

004. 人的生存时间与水温有关系,水温越低,体温下降(冻僵)就越快。在 5～15 ℃水中能生存 55 min～6 h 20 min。
   A. 对
   B. 错

005. 表现为"死亡"状态的长时间低体温患者,对心肺复苏没有任何反应,评估为死亡。
   A. 对
   B. 错

006. 表现为"死亡"状态的长时间低体温患者,体温恢复至接近正常,但仍然对心肺复苏没有任何反应,才能确定死亡。
   A. 对
   B. 错

007. 冻僵的病人应采取用酒精搓的方法复温。
   A. 对
   B. 错

二、单选题

001. 中心体温测定_____。
   A. 有 3 个部位
   B. 直肠测温:应将温度计探极插入 15 cm 深处测定体温
   C. 食管测温:将温度计探极放置喉下 14 cm 深处测取体温

002. 体温过低的临床表现为体温小于 28 ℃,_____。
   A. 患者表情淡漠、精神错乱、语言障碍、行为异常、运动失调或昏睡
   B. 患者出现少尿、瞳孔对光反应消失、呼吸减慢和心室颤动
   C. 寒战停止、神志丧失、瞳孔扩大和心动过缓

003. 冻僵又称意外低体温,_____。
   A. 是指处在寒冷(﹣4 ℃以下)环境中机体中心体温小于 35 ℃并伴有神经和心血管系统损害为主要表现的全身性疾病
   B. 通常暴露寒冷环境后 5 h 自发病
   C. 是指处在寒冷(﹣5 ℃以下)环境中机体体中心体温小于 35 ℃,并伴有神经和心血管系统损害为主要表现的全身性疾病,通常暴露寒冷环境后 6 h 发病

004. 体温过低的临床表现,体温 35～32 ℃,_____。
   A. 患者表现疲乏、健忘和多尿,肌肉震颤,血压升高心率和呼吸加快,逐渐出现不完全性肠梗阻
   B. 皮肤苍白或青紫,心跳和呼吸停止,瞳孔固定散大,四肢肌肉和关节僵硬

C. 大多数表现正常

参考答案

一、判断题

001. B。冻僵病人禁止用雪搓的方法复温,以免引起坏死。

002. A。

003. A。

004. A。

005. B。表现为"死亡"状态的长时间低体温患者,体温恢复至接近正常,但仍然对心肺复苏没有任何反应,才能确定死亡。

006. A。

007. B。

二、单选题

001. B。中心体温测定有2个部位,直肠测温:应将温度计探极插入15 cm深处测定体温。食管测温:将温度计探极放置喉下24 cm深处测取体温。

002. C。

003. C。

004. A。

第三节　冻伤

主要知识点

冻伤是在一定条件下由于寒冷作用于人体,引起局部的乃至全身的损伤。损伤程度与寒冷的强度、风速、湿度、受冻时间以及局部和全身的状态有直接关系。临床上通常所说的冻伤,即指局部损伤。

局部损伤多发生于身体暴露部位,如足、手、耳和颜面等。其中以足部尤为多见,据统计占冻伤总数的半数以上。

一、临床表现

局部冻伤的临床表现可分为反应前期(前驱期)、反应期(炎症期)和反应后期(恢复期)。

1. 反应前期

其系指冻伤后至复温融化前的一个阶段,其主要临床表现有受冻部位冰凉、苍白、坚硬、感觉麻木或丧失。由于局部处于冻结状态,其损伤范围和程度往往难以判定。

2. 反应期

其包括复温融化和复温融化后的阶段。冻伤损伤范围和程度,随复温后逐渐明显。

损伤在表皮层时,局部皮肤发红,肿胀,主要症状是刺痛、灼痛,一般能在短期内(约1周)痊愈。损伤达真皮层时,有局部充血和水肿,复温后12~24 h出现浆液性水疱形成。疱液多为橙黄色、透明,疱底呈鲜红色,局部疼痛较剧,但感觉迟钝,对针刺,冷、热感觉消失。干性坏死出现分界线的时间,一般需要 1～2 个月。从坏死组织的完全脱落,健康肉芽的出现和上皮形成,往往需要 2～3 个月以上的时间。

3. 反应后期

其系指表皮层、真皮层冻伤愈合后,和皮肤全层冻伤坏死组织脱落后,肉芽创面形成的阶段。此期可出现:①冻伤皮肤局部发冷,感觉减退或敏感;②对冷敏感,寒冷季节皮肤出现苍白或青紫;③痛觉敏感,肢体不能持重等。

二、急救与治疗

1. 急救和治疗原则

(1)迅速脱离寒冷环境;

(2)抓紧时间尽早快速复温;

(3)局部涂敷冻伤膏;

(4)改善局部微循环;

(5)抗休克,抗感染和保暖;

(6)应用内服活血化瘀等类药物;

(7)真皮层、皮肤全层冻伤未能分清者按皮肤全层冻伤治疗;

(8)冻伤的手术处理,应尽量减少伤残,最大限度地保留尚有存活能力的肢体功能。

2. 快速复温

尽快使伤员脱离寒冷环境后,若有条件,应立即进行温水快速复温,复温后在充分保暖的条件下后送。若无快速复温条件,应尽早后送,后送途中应注意保暖,防止外伤。到达医疗单位后应立即进行温水快速复温。

具体方法:将冻肢浸泡于 42 ℃(不宜过高,小于 44 ℃)温水中,至冻区皮肤转红,尤其是指(趾)甲床潮红,组织变软为止,时间不宜过长。对于颜面冻伤,可用 42 ℃的温水浸湿毛巾,进行局部热敷。在无温水的条件下,可将冻肢立即置于自身或救护者的温暖体部,如腋下、腹部或胸部,以达复温的目的。救治时严禁火烤、雪搓、冷水浸泡或猛力捶打患部。

3. 局部处理

复温后用温水清洁伤处、干燥伤处、多垫几个软垫并包扎患处。

(1)局部用药:复温后局部立即涂敷冻伤外用药膏,可适当涂厚些,指(趾)间均需涂敷,并以无菌敷料包扎,每日换药 1～2 次,面积小的表皮层、真皮层度冻伤,可不包扎,但注意保暖。可供使用的冻伤膏有呋喃西霜剂、呋喃西林－考地松霜剂、呋喃西林－右旋醣酐霜剂等。

(2)水疱的处理:应在无菌条件下抽出水疱液,如果水疱较大,也可低位切口引流。

(3)感染创面和坏死痂皮的处理:感染创面应及时引流,防止痂下积脓,对坏死痂皮应及时蚕食脱痂。

(4)冻伤的手术处理:根据患者病情转送医院做相应处理。

4. 中医中药治疗

应着重温经通络,活血化瘀。

5. 预防感染

严重冻伤应口服或注射抗生素;常规进行破伤风预防注射。

测试题

一、判断题

001.治疗冻伤应尽快脱离寒冷环境,做好全身或局部保暖。

    A.对

    B.错

002.冻伤复温后治疗绝对不要刺破水泡受损处,只需涂消炎软膏。

    A.对

    B.错

二、单选题

001.临床上通常所说的冻伤是指_____。

    A.足

    B.非暴露部位

    C.局部损伤

002.局部冻伤的临床表现可分期为_____。

    A.早期、中期、晚期

    B.前驱期、炎症期和恢复期

    C.耐受期、反应期

003.冻伤的快速复温_____。

    A.一定要等待医生去实行

    B.尽快使伤员脱离寒冷环境后,如有条件,应立即进行温水快速复温

    C.复温后在无须保暖的条件下就可后转送

004.冻伤时局部损伤多发生于_____。

    A.身体暴露部位

    B.以头部尤为多见

    C.足部占总数的半数以下

005.冻伤后局部处理时,_____。

    A.必要时局部用药

    B.不能抽出水泡液

    C.不需要使用破伤风预防注射

006.冻伤是_____。

    A.在一定条件下由于寒冷作用于人体,引起局部的乃至全身的损伤

    B.损伤程度与寒冷的强度、风速、湿度、受冻时间以及局部和全身的状态无直接关系

    C.冻伤只发生在体弱者

007.冻伤局部的反应前期_____。

    A.主要临床表现有受冻部位坏死

    B.损伤范围和程度易判定

    C.系指冻伤后至复温融化前的阶段

008. 冻伤的急救处理_____。

　　A. 不要急于复温

　　B. 局部不能涂敷膏

　　C. 迅速脱离寒冷环境

009. 冻僵正确的是_____。

　　A. 常见于长时间暴露于寒冷环境又无充分保暖措施和热能供给不足时发生

　　B. 与年老、体衰、慢性疾病和严重营养不良患者在低室温下无关

　　C. 不包括意外冷水或冰水淹溺者

参考答案

一、判断题

001. A。

002. B。

二、单选题

001. C。

002. B。

003. B。

004. C。

005. A。

006. A。

007. C。

008. C。

009. A。

第四节　烧伤

主要知识点

一、临床特点

烧伤的组织可能坏死,体液渗出引起组织水肿。小面积浅度烧伤时,体液渗出量有限,通过人体的代偿,不致影响全身有效循环血量。大面积或深度烧伤时,渗出、休克、感染、修复等病理过程和表现较明显,可并发脓毒症和多脏器功能障碍。

(一)烧伤面积估算

烧伤面积指皮肤烧伤区域占人体表面积的百分数。常用中国新九分法和手掌法估算。

1. 中国新九分法

根据中国人实际体表测定所得(11×9%+1%)。估算方法为:

(1)头颈部9%(1×9%)。其中发部3%,面部3%,颈部3%。

(2)双上肢18%(2×9%)。其中双上臂7%(2×3.5%),双前臂6%(2×3%),双手6%(2×2.5%)。

(3)躯干(包括会阴)27%(3×9%)。其中前面13%,后面13%,会阴1%。

(4)双下肢(包括臀部)46%(5×9%+1%)。其中臀部5%(2×2.5%),双大腿21%(2×10.5%),双小腿13%(2×6.5%),双足7%(2×3.5%)。

2. 手掌法

不论年龄、性别,将患者五个手指并拢,其手掌面积即估算为1%体表面积。如果医者手掌与患者相近,可用医者手掌估算。小面积烧伤,一般用手掌法估计烧伤面积,大面积烧伤常与九分法联合使用。

(二)烧伤深度判断

临床已普遍采用的方法是三度四分法,即分为Ⅰ度、浅Ⅱ度、深Ⅱ度、Ⅲ度。其中Ⅰ度、浅Ⅱ度烧伤一般称浅度烧伤;深Ⅱ度和Ⅲ度烧伤则属深度烧伤。

1. Ⅰ度烧伤

其指仅伤及表皮浅层。生发层健在,再生能力强。表面红斑状、干燥,烧灼感,3~7天脱屑痊愈,短期内有色素沉着。

2. Ⅱ度烧伤

其又称水疱性烧伤。

浅Ⅱ度烧伤伤及表皮的生发层与真皮乳头层(真皮浅层),由大小不一的水疱形成,若不感染,1~2周内愈合,一般不留瘢痕,多数有色素沉着。

深Ⅱ度烧伤伤及皮肤真皮层,也可有水疱,但去疱皮后,创面微湿,红白相间,痛觉较迟钝。若不感染,可融合修复,需时3~4周,但常有瘢痕增生。

3. Ⅲ度烧伤

其又称焦痂性烧伤,是全皮层烧伤甚至达到皮下、肌肉或骨骼。创面无水疱,呈蜡白或焦黄色甚至炭化,痛觉消失,因皮肤及其附件已全部烧毁,无上皮再生的来源,必须靠植皮而愈合。只有很局限的小面积Ⅲ度烧伤,才有可能靠周围健康皮肤的上皮爬行而收缩愈合。

(三)烧伤严重性分度

(1)轻度烧伤:Ⅱ度烧伤面积10%以下。

(2)中度烧伤:Ⅱ度烧伤面积11%~30%,或Ⅲ度烧伤面积不足10%。

(3)重度烧伤:烧伤总面积31%~50%;或Ⅲ度烧伤面积11%~20%;或Ⅱ度、Ⅲ度烧伤面积虽不到上述百分比,但已发生休克等并发症、呼吸道烧伤或有较重的复合伤。

(4)特重烧伤:烧伤总面积50%以上;或Ⅲ度烧伤20%以上;或存在较重的吸入性损伤、复合伤等。

(四)吸入性损伤

其致伤因素不单纯由于热力,燃烧时的烟雾含有大量的化学物质,可被吸入至下呼吸道,这些化学物质有局部腐蚀和全身中毒的作用,如CO、氰化物等,死于吸入性窒息者多于烧伤。

二、治疗原则

(1)小面积浅表烧伤按外科原则,清创、保护创面,能自然愈合。

(2)大面积深度烧伤的全身性反应重,治疗原则是:

①早期及时补液,维持呼吸道通畅,纠正低血容量休克。

②深度烧伤组织是全身性感染的主要来源,应早期切除,自、异体皮移植覆盖。

③及时纠正休克、控制感染是防治多内脏功能障碍的关键。

④重视形态、功能的恢复。

三、现场急救、转送与初期处理

现场抢救的目标是尽快消除致伤原因,脱离现场和进行危及生命的救治措施。

1.迅速脱离热源

火焰烧伤,应尽快脱离火场,脱去燃烧衣物,就地翻滚或是跳入水池,熄灭火焰。互救者可就近用非易燃物品(如棉被、毛毯)覆盖,隔绝灭火。忌奔跑呼叫,以免风助火势,烧伤头面部和呼吸道。也要避免双手扑打火焰,造成重要功能的双手烧伤。热液浸渍的衣裤,可以冷水冲淋后剪开取下,强力剥脱易撕脱水疱皮。小面积烧伤立即用清水连续冲洗或浸泡,既可减痛,又可带走余热。

2.保护受伤部位

在现场附近,创面只求不再污染、不再损伤,可用干净敷料或布类保护,或行简单包扎后送医院处理。避免用有色药物涂抹,增加随后深度判定的困难。

3.维护呼吸道通畅

火焰烧伤常伴呼吸道受烟雾、热力等损伤,特别应注意保持呼吸道通畅。合并 CO 中毒者应移至通风处,必要时应吸入氧气。

4.其他救治措施

(1)大面积严重烧伤必须转送者应建立静脉输液通道,途中继续输液。

(2)安慰和鼓励受伤者,使其情绪稳定。

(3)疼痛剧烈可酌情使用地西泮、哌替啶等。已有休克者,需经静脉用药,但应注意避免抑制呼吸中枢。

5.初步处理

轻重有别,中、重度烧伤应及时通过无线电通信联络,与岸上取得联系,转送医院抢救。

轻度烧伤主要为创面处理,包括清洁创周健康皮肤,创面可用1:1 000 苯扎溴铵或1:2 000 洗必泰轻洗、移除异物。浅Ⅱ度水疱皮应予保留,水疱大者,可用消毒空针抽去水疱液。深度烧伤的水疱皮应予清除。如果用包扎疗法,内层用油质纱布,外层用吸水敷料均匀包扎,包扎范围应超过创周5 cm。面、颈与会阴部烧伤不适合包扎处,则予暴露。一般可不用抗生素。

五、创面处理

(1)轻度烧伤属红斑性炎症反应,无须特殊处理,能自行消退。若烧灼感重,可涂薄层油脂。

(2)小面积浅Ⅱ度烧伤清创后,若水疱皮完整,应予保存,只需抽去水疱液,消毒包扎,水疱皮可充当生物敷料,保护创面、减痛,且可加速创面愈合。若水疱皮已撕脱,可以无菌油性敷料包扎。除非敷料浸湿、有异味或有其他感染迹象,不必经常换药,以免损伤新生上皮。若创面已感染,应勤换敷料,清除脓性分泌物,保持创面清洁,多能自行愈合。

(3)深度烧伤应正确选择外用抗菌药物。应采用积极的手术治疗,包括早期切痂或削痂,并立即皮肤移植。

测试题

一、判断题

001. 出现化学物质烧伤时按烧伤处理。
    A. 对
    B. 错

002. 轻度烧伤,特别是四肢烧伤,不能用冷水连续冲洗或浸泡,应立即涂抹烫伤膏减痛。
    A. 对
    B. 错

003. 烧伤可由于大量组织液渗出而发生休克。
    A. 对
    B. 错

004. 烧伤后全身反应,体液的渗出,容易引起低血容量休克。
    A. 对
    B. 错

005. 小面积浅度烧伤时,体液渗出量有限,通过人体的代偿,不致影响全身有效循环血量。
    A. 对
    B. 错

006. 对头颈部、会阴部创面宜用暴露法,另外大面积创伤也用暴露法。
    A. 对
    B. 错

007. Ⅱ度以上烧伤创面应予伤口清创,用碘伏或洗必泰外涂。
    A. 对
    B. 错

二、单选题

001. 皮肤全层烧伤是_____。
    A. Ⅰ度烧伤
    B. Ⅱ度烧伤
    C. Ⅲ度烧伤

002. 烧伤严重的全身反应可造成许多并发症,如_____。
①休克;②脓毒血症;③应激性溃疡和胃扩张;④急性肾功能衰竭等。
    A. ①②④
    B. ①②③④
    C. ①②

003. 水疱性烧伤是_____。
    A. Ⅰ度烧伤
    B. Ⅱ度烧伤
    C. Ⅲ度烧伤

004. 严重大面积烧伤病人往往合并_____。

A. 过敏性休克

B. 低血容量性休克

C. 出血性休克

005. 估计烧伤的面积可采用_____。

A. 九分法手掌法

B. 新九分法、九分法及手掌法

C. 新九分法和手掌法

006. 躯干(包括会阴)烧伤面积为_____。

A. 27%

B. 25%

C. 29%

007. 一侧上肢皮肤烧伤占体表总面积的_____。

A. 4.55%

B. 18%

C. 9%

参考答案

一、判断题

001. A。

002. B。轻度烧伤,特别是四肢烧伤,用冷水连续冲洗或浸泡,可降低热度,既可减痛又可减少烧伤的深度与范围。

003. A。烧伤后大量组织液渗出而发生休克。

004. A。

005. A。

006. A。

007. A。

二、单选题

001. C。

002. B。大面积或深度烧伤时,渗出、休克、感染、修复等病理过程和表现较明显,可并发脓毒症和多脏器功能障碍。

003. B。

004. B。

005. C。

006. A。

007. C。烧伤面积指皮肤烧伤区域占人体表面积的百分数,常用中国新九分法双上肢18%(2×9%)。

第五节　电烧伤

主要知识点

因电引起的烧伤有两类,由电火花引起的烧伤其性质和处理类同火焰烧伤,本处着重介绍与电源直接接触所致的电烧伤。

一、临床表现

1. 全身性损害

轻者有恶心、心悸、头晕或短暂的意识障碍;重者昏迷,呼吸、心跳骤停,但若及时抢救多可恢复。

2. 局部损害

电流通过人体有"入口"和"出口","入口"处较"出口"处重。"入口"常炭化,形成裂口或洞穴,烧伤常深达肌肉、肌腱、骨周,损伤范围常外小内大;没有明显的坏死层面;局部渗出较一般烧伤重,包括筋膜腔内水肿;由于邻近血管的损害,经常出现进行性坏死,伤后坏死范围可扩大数倍。

二、治疗

1. 现场急救

立即切断电源,或用不导电的物体拨离电源;呼吸心跳骤停者,立即进行心肺复苏;复苏后还应注意心电监护,并联系转送医院抢救。

2. 液体复苏

早期补液量应高于一般烧伤;补充碳酸氢钠以碱化尿液;还可用甘露醇利尿,每小时尿量应高于一般烧伤的标准。

3. 清创

转送医院做相应处理。

4. 用药

早期全身应用较大剂量的抗生素局部应暴露,过氧化氢溶液冲洗、湿敷。注射破伤风抗毒素是绝对指征。

测试题

一、判断题

001. 如果是高压电造成的电击伤,既可以造成心跳停止,也可以造成烧伤。

　　A. 对

　　B. 错

002. 电击伤后,肢体远端缺血坏死征象者,需施行筋膜松解术以减轻局部压力,改善肢体远端血液循环。

　　A. 对

B. 错

003. 电压 40 V 没有电损伤的危险,超过 1 000 V 称高电压,其危险性大。

　　A. 对

　　B. 错

004. 电流通过心脏易导致心脏骤停,通过脑干使中枢神经麻痹、呼吸暂停。

　　A. 对

　　B. 错

二、单选题

001. 电击后,受组织缺氧和高血钾的影响,易引起心肌损害和心律失常,故必须进行_____。

　　A. 心电监护

　　B. 筋膜松解术

　　C. 抗生素治疗

002. 触电时常因_____出现神经、血管受压体征,脉搏减弱,感觉及痛觉消失,发生间隙综合征。

　　A. 骨折

　　B. 关节脱位

　　C. 肌肉组织损伤、水肿和坏死

003. 电击发生后,应了解有无高处坠落或被电击抛开的情节,是否存在由电击和雷击导致的复合性外伤,若有_____,应注意保护和制动,并做相应的处理。

　　A. 颈髓损伤、骨折

　　B. 骨折内脏损伤

　　C. 颈髓损伤、骨折、内脏损伤

参考答案

一、判断题

001. A。

002. A。

003. B。电压超过 1 000 V 称高电压,其危险性更大。

004. A。

二、单选题

001. A。

002. C。触电后肌肉组织损伤、水肿和坏死,出现神经、血管受压体征,发生间隙综合征。

003. C。电击发生后,有高处坠落或被电击抛开的情节,易导致颈髓损伤、骨折、内脏损伤。

第六节　化学烧伤

主要知识点

化学烧伤的特点是有些化学物质在接触人体后,除立即损伤外,还可继续侵入或被吸收,导致进行性局部损害或全身性中毒。损害程度除与化学物质的性质有关外,还取决于剂量、浓度和接触时间的长短。处理时应了解致伤物质的性质,方能采取相应的措施。

一、一般处理原则

立即解脱被化学物质浸渍的衣物,连续用大量清水冲洗,时间应较长。应注意眼部与五官的冲洗,因为损伤后可能致盲或导致其他后果。早期输液量可稍多,加用利尿剂以排出毒性物质。已明确为化学毒物致伤者,通过无线电通信与后方医院联络进行治疗咨询。

二、酸烧伤

较常见的酸烧伤为强酸(硫酸、盐酸、硝酸)所致。其共同特点是使组织蛋白凝固而坏死,能使组织脱水;不形成水泡,皮革样成痂,一般不向深部侵蚀,但脱痂时间延缓。急救时用大量清水冲洗伤处,随后按一般烧伤处理。

此外,有些腐蚀性酸烧伤,如氢氟酸,其穿透性很强,能溶解脂质,继续向周围和深处侵入,扩大与加深的损害作用特重,立即处理仍为大量清水冲洗,随后用 5%～10% 葡萄糖酸钙($0.5\ mL/cm^2$)加入 1% 普鲁卡因创周浸润注射,可限制其继续扩散与侵入。

三、碱烧伤

强碱,如氢氧化钠、氢氧化钾等,与组织蛋白结合成复合物后,能皂化脂肪组织,皂化时可产热,继续损伤组织,碱离子能向深处穿透。疼痛较剧,创面可扩大、加深,愈合慢。

急救时应大量清水冲洗,冲洗时间更应延长。深度碱烧伤适合早期切痂与植皮。碱烧伤中的生石灰(氢氧化钙)和电石(C_2Ca)的烧伤必须在清水冲洗前,先去除伤处的颗粒或粉末,以免加水后产热。

四、磷烧伤

磷与空气接触即自燃,磷是细胞质毒物,吸收后能引起肝、肾、心、肺等脏器损害。

急救时应将伤处浸入水中,以隔绝氧气,切忌暴露于空气中,以免继续燃烧。应在水下移除磷粒,用 1% 硫酸铜涂布,可形成无毒性的磷化铜,便于识别和移除。但必须控制硫酸铜的浓度不超过 1%,若浓度过高,反可招致铜中毒。忌用油质敷料,因磷易溶于油脂,而更易吸收;适用 3%～5% 碳酸氢钠湿敷包扎。深度创面尽早切除与植皮。

测试题

一、判断题

001. 立即解脱被化学物质浸渍的衣物,连续大量清水冲洗,时间应较长。

　　A. 对

　　B. 错

002. 化学烧伤的特点是有些化学物质在接触人体后,除立即损伤外,还可继续侵入或被吸收,导致进行性局部损害或全身性中毒。

　　A. 对

　　B. 错

二、单选题

001. 碱烧伤中_____的烧伤必须在清水冲洗前,先去除伤处的颗粒或粉末,以免加水后产热。

　　A. 生石灰(氢氧化钙)

　　B. 电石(C₂Ca)

　　C. 生石灰(氢氧化钙)、电石(C₂Ca)

002. 较常见的酸烧伤为强酸(硫酸、盐酸、硝酸)所致。其共同特点错误的是_____。

　　A. 能使组织脱水使组织蛋白凝固而坏死

　　B. 形成水泡

　　C. 皮革样成痂,但脱痂时间延缓,一般不向深部侵蚀。

参考答案

一、判断题

001. A。

002. A。

二、单选题

001. C。

002. B。

第十一章　船载有毒货物中毒

第一节　中毒的途径和诊断

主要知识点

船载货物中含有潜在毒性物品,包括清洗剂、降解剂、消毒剂以及其他有害货物,毒物的分解或误用,均会造成船员中毒。

一、中毒途径

(1)吸入性:毒气、毒烟经呼吸道进入。

(2)食入性:毒物经口吃进。

(3)接触性:毒物经皮肤、眼睛进入。

二、中毒诊断

(一)中毒因素分析

(1)化学品泄漏或误用。

(2)发病特征与接触的化学物有关。

(3)有流行性特征,即同食或接触相同物品后有多人出现相同的病征。

(4)中毒症状与某些疾病相同,如头痛、呕吐、腹泻、虚脱。

(5)有毒物泄漏证据。

(6)因个体接触有害物质次数及量的不同,发病时间与程度可不同。

(7)个体环境不同,症状、反应不同。

(二)典型中毒症状

典型中毒症状分潜伏期、发病期和后期,中毒严重者可出现并发症。

1. 潜伏期

毒物进入体内至出现症状的间隔时间为潜伏期。通常接触毒物后迅速发病,但有时需经几小时后发病。

2. 发病期

中毒体征和症状明显,表现为:头痛、恶心、呕吐、嗜睡、精神异常、意识丧失、惊厥、疼痛、皮肤青紫或灰色、呼吸困难等(因毒物品种而异)。

3. 后期

大多数病人在少量毒物中毒后几小时内体征症状消失,中毒严重者可持续数小时或几天。

4. 并发症

常见并发症有窒息,支气管炎,肺炎,肺水肿,心衰,循环衰竭,肝、肾功能衰竭等。

三、中毒的急救原则和救治措施

（一）急救原则

（1）立即中止与毒物接触。

①迅速离开中毒场所。

②脱去污染衣物、鞋、袜、帽。

③迅速清洗皮肤或洗胃。

（2）争分夺秒地进行抢救，对惊厥、休克、呼吸障碍、心律失常应首先采取对症措施以挽救生命。

（3）早期足量地使用解毒药。

（二）中毒救治的主要措施

1. 清除毒物

抓紧时间清除体内尚未被吸收的毒物，阻断吸收。

（1）催吐：对清醒病人有效，昏迷、休克、腐蚀剂中毒者禁忌。方法：先饮清水 300 ~ 500 mL，然后用手指或筷子刺激舌后根及咽后壁，以引起呕吐。

（2）洗胃：为服毒者重要治疗措施，一般在服毒后 6 h 内洗胃有效。每次注入清水 200 ~ 300 mL，不宜过多，注入后应尽量排出，反复至洗出胃液澄清为止。

（3）吸附剂：活性炭为强有力吸附剂，可吸附生物碱、巴比妥类、水杨酸、苯酚、砷、汞等多种毒物，一般在洗胃后常用活性炭 4 ~ 5 g 加水 250 mL，经胃管灌入。

（4）导泻法：服硫酸镁 20 ~ 30 g（50% 硫酸镁 50 mL 左右），以清除肠道毒物。

2. 促进毒物排泄

（1）多饮水或用高渗液快速输入，促进毒物由肾脏排出，若无尿，则限用在 800 mL 以内。

（2）应用利尿剂加速毒物排泄，常用速尿每次 20 ~ 40 mg。

（3）改变尿 pH 可促使毒物排出，如服用碳酸氢钠使尿液碱化可使弱的有机酸如巴比妥酸、水杨酸由尿排出。

（4）饮用热饮料等可促进毒物由皮肤排出（发汗）。

3. 使已吸收的毒物解毒

（1）用化学解毒剂，如二硫基丙醇。

（2）用生理性对抗剂如阿托品能消除有机磷中毒所引起的症状，恢复生理功能。

4. 对症处理

对脑水肿、肺水肿、呼吸衰竭、休克、心律失常等治疗非常重要，可帮助危重患者度过险关。

5. 急救中遇到困难，可用无线电医疗咨询

测试题

一、判断题

001. 处理危险物品时，要穿好防护衣、防护手套及鞋袜，戴呼吸面具。

  A. 对

  B. 错

002. 产生过有毒气体和熏蒸过的船舱或封闭的空间，应彻底通风，人员进入或进行货物处理前，需经气体检测。

A. 对

B. 错

003. 诊断中毒时应依赖毒物检测,待检查结果报告后才开始治疗。

A. 对

B. 错

004. 有些东西,如蕈类,如果不易辨认有无毒性,可试验性进食。

A. 对

B. 错

005. 有些动植物,如河豚、木薯、附子等,经过适当处理后,可消除毒性,但要切实做好这些处理,若无把握不要进食。

A. 对

B. 错

二、单选题

001. 皮肤接触毒物后,处理方法不正确的是_____。

A. 迅速离开中毒场所

B. 安静休息

C. 尽快脱去污染衣服

002. 病人出现眼球充血、怕光、流泪、皮肤红肿、烧灼感等损害可能是_____。

A. 强酸强碱接触性中毒

B. 吸入性中毒

C. 强酸强碱误服中毒

003. 被酸、碱及其他化学品烧伤的伤员应迅速脱去浸渍的衣服,并_____。

A. 用大量清水冲洗

B. 包扎创面

C. 上红药水消毒

004. 引起氧合血红蛋白不足的毒物可产生发绀,如_____等中毒能产生高铁血红蛋白血症而出现发绀。

A. 毒蕈

B. 亚硝酸盐

C. 四氯化碳

005. 患者处于昏迷、惊厥状态,吞服石油蒸馏物、腐蚀剂不应催吐。吞服腐蚀性毒物者,催吐可能引起_____。

A. 出血、食管穿孔

B. 胃管穿孔

C. 出血、胃穿孔、食管穿孔

006. _____中毒损害肝可致黄疸。

A. 四氯化碳

B. 毒蕈

C. 鱼胆、毒蕈、四氯化碳

007. 催吐患者神志清楚且能合作时,让患者饮温水 _____ 然后自己用手指或压舌板,筷子刺激咽后壁或舌根诱发呕吐。如此反复进行,直到胃内容物完全呕出为止。

　　A. 300～500 mL

　　B. 100～200 mL

　　C. 200～300 mL

008. 化学毒物或化学烟雾与眼睛接触或飞溅入眼时,应立即做的是_____。

　　A. 大量清水冲洗 10 min

　　B. 立即点眼药水

　　C. 闭目休息

009. _____中毒一般采用亚硝酸盐—硫代硫酸钠疗法。

　　A. 有机磷农药中毒

　　B. 金属中毒

　　C. 氰化物

010. 洗胃应尽早进行,一般在服毒后_____内洗胃有效。

　　A. 10 h

　　B. 6 h

　　C. 3 h

011. 洗胃后,灌入泻药以清除进入肠道内的毒物,一般不用油类泻药,以免促进脂溶性毒物吸收。导泻常用盐类泻药,如_____溶于水内口服。

　　A. 硫酸镁 30 g

　　B. 螯合剂

　　C. 阿托品

012. 金属中毒解毒药多属_____,常用的有二巯丙醇、二巯基丁二酸。

　　A. 拮抗剂

　　B. 螯合剂

　　C. 对抗剂

013. _____ 不仅对急性酒精中毒有催醒作用,而且用于各种镇静催眠药如地西泮等中毒解毒。

　　A. 氟马西尼

　　B. 阿托品

　　C. 纳洛酮

014. 改变尿 pH 可促使毒物由尿排出,如用碳酸氢钠使尿液_____,可增加弱酸性化合物回吸收,而由尿中排出。

　　A. 碱性化

　　B. 酸性化

　　C. 中性化

参考答案

一、判断题

001．A。处理危险物品时防止中毒的方法。

002．A。防止有毒气体中毒的方法。

003．B。毒物检测,敏感性较低,加之技术条件的限制和毒物理化性质的差异,很多中毒患者体内并不能检测到毒物,因此诊断中毒时不能过分依赖。更不能等检查结果报告出来后才开始治疗,会延误病情。

004．B。有些植物如蕈类如果不易辨认有无毒性,不可进食。

005．A。

二、单选题

001．B。

002．A。接触中毒的特点。

003．A。急性中毒的治疗原则。

004．B。亚硝酸盐是能引起氧合血红蛋白不足的毒物,中毒能产生高铁血红蛋白血症而出现发绀。

005．C。吞服腐蚀性毒物者,催吐可能引起并发症,是禁忌证。

005．C。肝损害可致黄疸。

007．A。催吐的方法。

008．A。

009．C。亚硝酸异戊酯能与氰化物形成化合物,解除氰化物对细胞色素氧化酶的抑制作用,使细胞色素氧化酶恢复活性。

010．B。洗胃应尽早进行,服毒过长时间,胃排空洗胃无效。

011．A。一般不用油类泻药,以免促进脂溶性毒物吸收。硫酸镁为导泻常用盐类泻药。

012．B。金属中毒解毒药多属螯合剂。

013．C。纳洛酮为中枢神经抑制剂中毒解毒药。

014．A。碳酸氢钠为弱碱性药,使尿液碱化,可增加弱酸性化合物回吸收,而由尿中排出。

第二节　吸入性中毒

主要知识点

许多化学烟雾能刺激呼吸道,引起呼吸困难,导致咳嗽和咽部烧灼感。狭小空间超过一定浓度的一氧化碳和二氧化碳,也可引起中毒症状。

一、症状

吸入性中毒的主要症状有呼吸困难、头痛、恶心、嗜睡,重者可能意识丧失。

二、急救原则

(1)立即将病人转移到通风处,松开衣领,确保通风。

（2）呼吸停止应进行口对口人工呼吸，心跳停止应做胸外心脏按压。

（3）对二氧化碳中毒者给氧呼吸。

（4）病人卧床休息至少24 h或直至康复。

（5）并发肺炎或支气管炎者对症治疗。

（6）中毒病人禁用吗啡。

（7）有条件即行高压氧舱治疗。

三、船舶常见的可致中毒的气体

1. 二氧化碳（CO_2）

它是一种惰性气体，密度比空气大，一般沉积在仓房和房间底层。船载谷物发酵以及船载冷冻货物均可产生CO_2。中毒症状：头晕、头痛、呼吸困难、昏倒、意识丧失。

2. 一氧化碳（CO）

其为易燃气体，密度轻于空气，发动机废气以及冷冻肉食变质之后可产生CO，有剧毒。中毒症状：头晕、肌肉无力，很快丧失意识。严重病例可出现嘴唇鲜红，面部及全身皮肤呈桃红色。

3. 冷却气体

其包括氨、氯甲烷、氟利昂。

（1）氨：有强烈刺激性。中毒症状：流涕、流眼泪、喘息、虚脱，高浓度吸入可致死亡。

（2）氯甲烷：无色，似乙醇味，易燃。中毒症状：可产生嗜睡、恶心、呕吐、昏迷、惊厥和死亡。

（3）氟利昂：无色，高浓度吸入可产生缺氧症状。中毒症状表现为：头昏、行走摇晃、虚脱和意识丧失。

4. 其他有毒气体

（1）石油产品的蒸汽：意外吸入可引起中毒症状，表现为：嗜睡、头昏、恶心、呕吐，大剂量中毒时可出现昏迷。误食产生中毒相似症状，但恶心、呕吐更为严重。

（2）氰化物：船舶熏蒸消毒采用氢氰酸，有剧毒。中毒症状和体征发生很快，表现为呼吸短促、焦虑、惊厥，意识很快丧失，数分钟内死亡。

测试题

一、判断题

001. 对一氧化碳中毒的病人，应将其转移至通风处。

　　A. 对

　　B. 错

002. 吸入性中毒者，口唇、黏膜及指甲呈樱桃红色，考虑为一氧化碳中毒。

　　A. 对

　　B. 错

003. 抢救煤气中毒呼吸停止的病人时，不可做口对口人工呼吸。

　　A. 对

　　B. 错

004. 氧能加速血液中COHb解离和CO排出，是治疗CO中毒最有效的方法。

A. 对

B. 错

005. 硫化氢是一种刺激性、窒息性无色气体,呈"臭鸡蛋"气味。

A. 对

B. 错

二、单选题

001. 进入有害气体或空气缺乏场所救人,错误的是_____。

A. 盲目进入救人

B. 应带有安全防范措施

C. 立即报告有关部门

002. 治疗吸入性中毒患者,错误的是_____。

A. 将患者移到通风处

B. 立即做口对口人工呼吸

C. 注射吗啡

003. 二氧化碳窒息症状_____。

A. 头晕、呼吸困难

B. 呼吸困难

C. 头晕、呼吸困难、昏倒或意识丧失

004. 一氧化碳能经_____途径中毒。

A. 食入

B. 接触

C. 吸入

005. CO 中毒对人体的危害是全身组织缺氧,造成对氧最敏感的损害为_____。

A. 脑和心脏

B. 骨骼和脑

C. 肌肉和心脏

006. 高压氧治疗适合 CO 中毒重度者,吸入新鲜空气时,CO 由 COHb 释放出半量约需 4 h;吸入纯氧可缩短至 30 ~ 40 min。吸入 3 个大气压的纯氧可缩短至_____。

A. 10 ~ 15 min

B. 20 min

C. 5 ~ 10 min

007. _____为黄绿色有剧烈刺激性的气体,比空气重。

A. 氯气

B. 二氧化碳

C. 一氧化碳

008. 因 CO 的比重比空气略轻,故浮于上层,救助者进入和撤离现场时,宜_____出入,打开门窗,使室内通风。

A. 蹲位或俯卧位

B. 直立行走

C. 直立或蹲位

参考答案

一、判断题

001. A。

002. A。口唇、黏膜及指甲呈樱桃红色为一氧化碳中毒的特征。

003. B。煤气中毒不是服剧毒，不会对救治者造成威胁，可实施口对口人工呼吸。

004. A。氧能加速血液中 COHb 解离和 CO 排出，是治疗 CO 中毒最有效的方法。

005. A。硫化氢特点。

二、单选题

001. A。盲目进入有害气体或空气缺乏场所救人会造成自身中毒，达不到救人目的。

002. C。吸入性中毒患者呼吸困难，吗啡有呼吸抑制作用，能导致病情加重。

003. C。上述为二氧化碳中毒症状。

004. C。一氧化碳为气体能吸入中毒。

005. A。脑和心脏对氧最敏感，易造成损害。

006. B。高压氧治疗适合 CO 中毒重度者，能迅速使 CO 解离。

007. A。

008. A。因 CO 的比重比空气略轻，故浮于上层，救助者蹲位或俯卧位进入和撤离现场时，能减少 CO 的吸入。

第三节　食入性中毒

主要知识点

一、中毒症状

与进食的毒物有关，如砷、铅、毒菌、过量药物以及污染变质食物等所引起的中毒即为食入性中毒，多表现为腹部绞痛、恶心、呕吐、腹泻等。

误食腐蚀剂、强酸、强碱或消毒剂不仅症状严重，而且会烧伤口唇、口腔、消化道等，引起剧烈的烧灼痛、胃肠绞痛、恶心呕吐，可吐出血性液体，常有腹泻，排出血性黏液便，严重者可有消化道穿孔，形成腹膜炎，乃至休克而死亡。

有些毒性物质，例如镇静药品，食入后经消化道吸收进入血循环，作用于神经系统，导致意识丧失或死亡。

二、中毒诊断

(1) 若有可能，应先确定毒物性质。

(2) 询问神志清楚病人的进食物情况。

(3) 检查身旁瓶子及容器以获得线索。

三、急救措施

(1) 若病人神志清楚，可催吐或洗胃。将活性炭 20～30 g 加水 50 mL 后配制混悬液口服，还应导泻、利尿、使用解毒剂及对症处理。

(2)禁食,保暖。

(3)氰化物中毒时,将一支亚硝酸异戊酯洒在湿毛巾上,放在伤员鼻孔下方让其吸入。

(4)呼吸停止时,即刻人工呼吸。若心跳停止时,即刻胸外心脏按压。

(5)必要时无线电医疗咨询。

四、船舶常见误食毒物和药物的救治

1. 铝化合物

误食中毒时,以1%硫酸镁洗胃,后口服硫酸镁30 g导泻。腹痛者可肌注阿托品或654 - 2止痛。

2. 汞及其化合物

误食后立即以2%碳酸氢钠洗胃,后给予牛奶或蛋清口服,以延缓汞吸收,解毒药为二巯丁二钠。

3. 砷剂(砒霜)

用温水或1%碳酸氢钠洗胃,口服氢氧化铁(12%硫酸亚铁与2%氢氧化镁等量混合)每10 min 10 mL,直至呕吐停止,再以硫酸镁导泻。解毒药为二巯丙醇。

4. 强酸

服强酸后禁止洗胃,可先饮清水,并尽快口服镁乳或氢氧化铝凝胶50～100 mL,服蛋清或牛奶200 mL,半小时后服植物油100～200 mL作润滑剂,不宜用碳酸氢钠,以防穿孔。

5. 强碱

服强碱后禁止洗胃,可口服食醋,后服蛋清或牛奶200 mL,半小时后服植物油200 mL。

6. 催眠药

服过量中毒,即以1∶5 000高锰酸钾洗胃,而后导泻,必要时可服利尿剂和皮质激素,葡萄糖水静滴。

7. 毒蕈

误食毒蕈中毒后,迅速以1∶5 000高锰酸钾洗胃,严重者用阿托品静脉注射,一般先给2～5 mg,后每隔15～30 min重复,直至阿托品化后减量。

8. 乙醇

一次大量饮酒可引起急性酒精中毒。症状轻者可饮浓茶或咖啡即可,重症者大量输液并用利尿剂。若在饮酒2 h内,可用1%碳酸氢钠液洗胃。

9. 河豚

误食河豚内脏可引起中毒,中毒后以1∶5 000高锰酸钾洗胃,硫酸镁导泻,利尿和输液以加快毒物排泄。重者加用皮质激素,对症处理。

10. 镇静剂

误服或过量服用镇静剂,非致死剂量可引起中毒,表现为昏迷、呼吸浅慢,严重者呼吸停止。昏迷可长达数天,多数可以自行恢复。

11. 阿司匹林

过量服用可引起恶心、呕吐、耳鸣、呼吸加快,严重过量可致内脏出血。

12. 扑热息痛

服用20～30片时,可致肝功能损害。

13. 消毒剂

（1）石碳酸、漂白粉等许多消毒剂都有毒性。误食会出现口腔烧伤和严重呕吐，随之可发生虚脱和昏迷或惊厥。

（2）漂白粉（次氯酸钠）水溶液，误食会出现口腔、胃有灼热感。漂白粉和酸相遇产生刺激性气体，可致咳嗽、咽喉灼热感和呼吸困难。

测试题

一、判断题

001. 对误服强酸、强碱中毒应立即催吐和洗胃。

    A. 对

    B. 错

002. 误食毒物后，可立即用手指抠舌根催吐。

    A. 对

    B. 错

003. 氰化物中毒时，可将亚硝酸异戊酯洒在湿毛巾上，让其吸入。

    A. 对

    B. 错

004. 一次大量饮酒可引起急性酒精中毒，症状轻者需休息及饮温开水，重症者需大量输液及利尿。

    A. 对

    B. 错

005. 发生食物中毒时，将疑为中毒的食物样品与中毒的患者一起送到医院进行进一步检查和洗胃、药物解毒等治疗

    A. 对

    B. 错

006. 肉毒梭芽孢杆菌食物中毒主要症状是神经症状、眼部症状，如视力减弱、视力模糊、复视，严重者出现呼吸麻痹。

    A. 对

    B. 错

二、单选题

001. 对口服毒物中毒者，_____内洗胃有效。

    A. 12 h

    B. 24 h

    C. 6 h

002. 服强酸的抢救，正确的是_____。

    A. 立即洗胃

    B. 口服蛋清或牛奶

    C. 口服碳酸氢钠，立即洗胃

003. 误服强碱的救治方法，错误的是_____。

A. 立即洗胃

B. 口服食醋

C. 口服蛋清或牛奶

004. 抢救服剧毒药物者不能进行_____。

A. 吸氧

B. 心脏按压

C. 口对口人工呼吸

005. 抢救氰化物中毒者,应将_____洒在手帕上令其吸入。

A. 二巯丙醇

B. 亚硝酸异戊酯

C. 亚硒酸钠

006. 下列_____中毒可以催吐和洗胃。

A. 强碱

B. 强酸

C. 砒霜

007. 食物中毒后常用_____以保护胃黏膜,减少毒物刺激,阻止毒物吸收,并有中和、解毒作用。

A. 口服牛奶

B. 口服生鸡蛋清

C. 口服牛奶、生鸡蛋清、植物油

008. 在日常生活中,_____主要存在于青菜、芥菜等绿色蔬菜中,在变质的熟菜及腌制食品中含量高。

A. 亚硝酸盐

B. 霉菌

C. 龙葵素

009. 亚硝酸盐中毒时,应立即使用特效药物_____静脉注射。

A. 1% 亚甲蓝溶液

B. 阿托品

C. 解磷定

010. 勿大量食用刚腌的菜,腌菜时,盐应稍多,至少需腌制_____以上再食用。

A. 5 天

B. 15 天

C. 10 天

011. 河豚中毒死亡多发生在发病后_____最快食后一个半小时即死亡,无特效药治疗,发生中毒马上送医院抢救。

A. 4 ~ 6 h 内

B. 5 ~ 10 h 内

C. 10 ~ 18 h 内

012. 发芽后的土豆皮肉变绿发紫,表皮及发芽的芽眼都含有_____,这种物质能溶解血细胞,刺激黏膜,引起食物中毒。

    A. 胰蛋白酶抑制物

    B. 亚硝酸盐

    C. 龙葵素

013. 生大豆中含有_____,喝了未煮开的豆浆、吃了未做熟的豆子都会引起中毒。

    A. 胰蛋白酶抑制物

    B. 亚硝酸盐

    C. 龙葵素

014. 扁豆又称菜豆、芸豆、四季豆。其含有的_____是一种有毒蛋白,彻底加热可破坏,中毒是由于扁豆未熟透引起的,一般食后 $1 \sim 5$ h 发病。

    A. 胰蛋白酶抑制物

    B. 血凝素

    C. 龙葵素

015. 误食铝化合物中毒时可用1%硫酸镁洗胃后口服硫酸镁_____导泻。

    A. 15 g

    B. 30 g

    C. 5 g

016. 对误服有毒物引起中毒者,为清除肠道毒物,可用_____。

    A. 催吐法除毒

    B. 洗胃法除毒

    C. 导泻法除毒

参考答案

一、判断题

001. B。误服强酸、强碱中毒催吐和洗胃会导致穿孔。

002. A。

003. A。亚硝酸异戊酯为氰化物中毒时的特效解毒剂。

004. A。

005. A。

006. A。肉毒梭状芽孢杆菌食物中毒主要症状是神经症状。

二、单选题

001. C。因为食物能在胃内停留 $6 \sim 8$ h,过长时间胃排空,洗胃无效。

002. B。服强酸洗胃会导致穿孔,口服碳酸氢钠能产生二氧化碳导致穿孔,口服蛋清或牛奶能保护胃黏膜,减少毒物刺激,阻止毒物吸收,并有中和、解毒作用。

003. A。食醋能中和强碱,口服蛋清或牛奶能保护胃黏膜,减少毒物刺激,阻止毒物吸收,并有中和、解毒作用,服强碱有腐蚀性,洗胃会导致穿孔。

004. C。

005. B。

006. C。

007. C。牛奶、蛋清、植物油能保护胃黏膜,减少毒物刺激,阻止毒物吸收,并有中和、解毒作用。

008. A。其主要存在于青菜、芥菜等绿色蔬菜中,在变质的熟菜及腌制食品中含量高。

009. A。

010. B。勿大量食用刚腌的菜,腌制 15 天以上亚硝酸盐会减少。

011. A。

012. C。发芽后的土豆皮肉变绿发紫,龙葵素为含有的有毒物质,这种物质能溶解血细胞,刺激黏膜,引起食物中毒。

013. A。生大豆中含有胰蛋白酶抑制物,喝了未煮开的豆浆,吃了未做熟的豆子都会引起中毒。

014. B。扁豆又称菜豆、芸豆、四季豆。其含有血凝素,是一种有毒蛋白,彻底加热可破坏,中毒是由于扁豆未熟透引起的。

015. B。

016. C。

第四节　接触性中毒

主要知识点

一、皮肤和眼睛接触性中毒症状

(1)皮肤接触:直接接触毒物而导致的局部充血、刺痛及皮肤烧伤,毒物经皮肤吸收可引起伤员嗜睡、乏力,很少有意识丧失。

(2)眼睛接触:出现眼球充血以及刺激性疼痛。

二、中毒的处理

(1)立即脱下受污染的衣服、鞋、袜。

(2)用大量温水清洗受化学物质污染处 10 min 以上。

(3)出现化学烧伤时按烧伤处理。

(4)严重者可求助于无线电医疗咨询。

(5)眼睛接触或飞溅入眼睛的化学物质或化学烟雾应翻开眼睑,用大量清水冲洗 10 min 以上。

第五节　中毒预防

主要知识点

预防中毒比治疗与急救更重要,预防中毒主要做到以下几点:

（1）严格按安全操作规则工作,标明有毒物品商标。

（2）处理危险物品时,要穿好防护衣、护手套及鞋袜,戴呼吸面具。防护设备要定期检查,确保完好无损。工作场所周围要配备清洗设备。

（3）装载有毒有害物品的船舱,要定期检测毒气含量,发现泄漏要立即处理,处理方法:人员安全转移或逃离,用适当物质来中和,或用沙覆盖,或用专用容器封装转移到安全地方。

（4）产生过有毒气体或熏蒸过的船舱或封闭的空间应彻底通风,人员进入或进行货物处理前,须经气体检测,储存危险物品的船舱使用前应进行去污处理。

（5）有毒物品在搬运或储存时应远离其他物品,特别是食品,避免发生意外。

某些特殊的预防措施,可参见国际海事组织出版的《应用于涉及危险货物意外事故的医疗急救指南》。

测试题

一、判断题

001.眼睛接触或飞溅入眼睛的化学物质或化学烟雾应翻开眼睑,用大量清水冲洗 10 min
以上。

　　A. 对

　　B. 错

002.产生过有毒气体或熏蒸过的船舱或封闭的空间应彻底通风,人员进入或进行货物处理前,
须经气体检测。

　　A. 对

　　B. 错

003.处理危险物品时,要穿好防护衣、护手套及鞋袜,戴呼吸面具。防护设备要定期检查,确保
完好无损。工作场所周围要配备清洗设备。

　　A. 对

　　B. 错

二、单选题

001.装载有毒有害物品的船舱,要定期检测毒气含量,发现泄漏要立即处理,处理方法不正确
的是_____。

　　A.人员安全转移或逃离

　　B.用适当物质来中和或用沙覆盖

　　C.要穿好防护衣、防护手套及鞋袜

参考答案

一、判断题

001. A。

002. A。

003. A。

二、单选题

001. C。

参考文献

［1］方庆安.船舶精通急救.大连：大连海事大学出版社,2012.9.
［2］陈兵.基本安全——基本急救.大连：大连海事大学出版社,2013.1.